스트레칭의 정석

스트레칭의 정석

| 펴낸날 | **초판 1쇄** 2024년 7월 29일 |

지은이 김성종, 오세인

펴낸이 강진수
편 집 김은숙, 설윤경
디자인 Stellalala_d

인 쇄 (주)사피엔스컬쳐

펴낸곳 (주)북스고 **출판등록** 제2024-000055호 2024년 7월 17일
주 소 서울시 서대문구 서소문로 27, 2층 214호
전 화 (02) 6403-0042 **팩 스** (02) 6499-1053

ISBN 979-11-6760-077-6 13510

책 출간을 원하시는 분은 이메일 booksgo@naver.com로 간단한 개요와 취지, 연락처 등을 보내주세요.
Booksgo┛는 건강하고 행복한 삶을 위한 가치 있는 콘텐츠를 만듭니다.

스트레칭조이의 몸과 마음을 풀어 주는 유연성의 마법

스트레칭의 정석

김성종 · 오세인 지음

Booksgo

유연성은
만들어지는 것이다

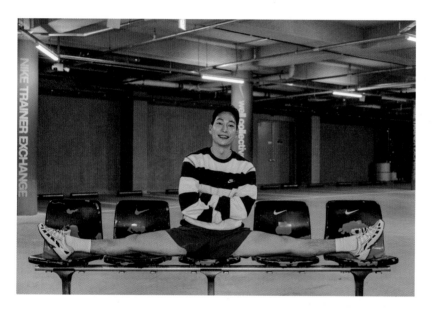

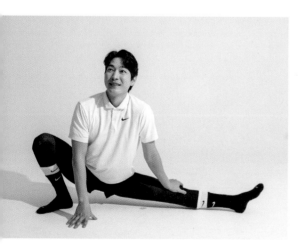

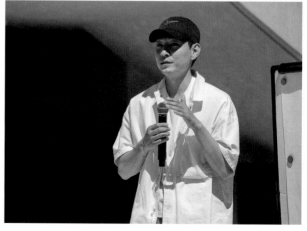

가끔 사람들은 저에게 물어봅니다.

"선생님은 언제부터 유연했나요?"

"열여덟 살 때부터요."

고등학교 때 남들보다 늦게 체조를 시작하면서 저에게는 유연성이 누구보다 더 많이, 꼭 필요했습니다. 하지만 오늘 10cm 유연성을 늘여놓으면 내일은 15cm가 줄어드는 막막한 현실에 날마다 절망의 연속이라고 할 만큼 쉽지 않았습니다.

그래서 지금의 저를 아는 사람들에게 고등학교 때의 이야기를 하면 믿지 않습니다. 저의 유연성이 타고난 것으로만 생각하기 때문입니다. 사람들의 생각을 바꾸고 싶었습니다. 유연성은 타고나는 것이 아니라 훈련의 결과라는 것을 보여 주고 싶었습니다. 그래서 국내 최초로 스트레칭 학원을 운영하며 많은 사람과 함께하고 있습니다.

유연성 훈련은 생각보다 더 힘듭니다. 근육이 찢어지는 듯한 느낌의(간혹 찢어지기도...) 매우 심한 통증으로 괴로워하기도 합니다. 그러나 유연성 훈련을 꾸준히 하면 충분히 좋아진다는 것을 알고 있습니다. 이는 저의 경험뿐만 아니라 저와 같은 경험을 가진 우리 학원의 회원님들이 증명하고 있습니다.

스트레칭은 단기간을 목표로 접근하면 절대로 안 됩니다. 시간을 두고 천천히 자기 몸에 맞추어 가며 진행해야 합니다. 규칙적인 스트레칭 습관을 만들고, 강한 강도의 스트레칭보다는 가능한 범위까지 운동하고, 자기 몸을 포기하지 않아야 합니다. 그러면 여러분의 신체 건강은 굉장히 좋아지게 될 것입니다. 이 책으로 모두가 건강한 삶을 살아가길 바랍니다.

스트레칭조이 대표 김성종

지금 가장 필요한
스트레칭의 모든 것

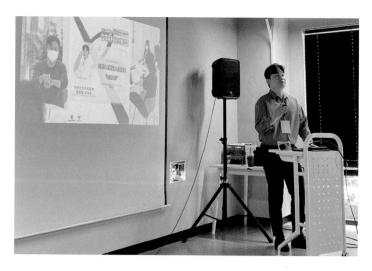

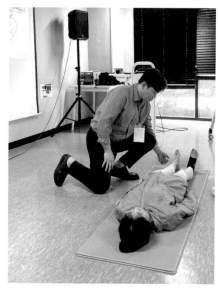

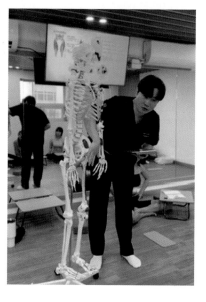

11년 동안 물리치료사로 일해 온 제가 대한스트레칭협회의 협회장이자 《스트레칭의 정석》의 저자로 인사드리게 되어 매우 기쁩니다. 이 책은 단순한 운동 가이드가 아니라 여러분의 삶을 더 건강하고 활기차게 만드는 중요한 도구가 될 것입니다.

스트레칭은 우리가 일상적으로 간과하기 쉬운 운동입니다. 하지만 그 중요성과 효과는 이루 말할 수 없이 큽니다. 스트레칭은 단순히 근육을 늘이는 동작이 아니라 몸 전체의 균형을 맞추고, 유연성을 증진하며, 부상을 예방하는 데 있어 필수적인 역할을 합니다. 특히 현대 사회에서는 장시간 앉아 있는 생활 방식과 반복적인 동작으로 인해 몸이 경직되고 불균형해지기 쉽습니다. 이런 생활 습관 속에서 스트레칭은 우리의 몸을 건강하게 유지하는 필수적인 활동입니다.

이 책에서는 스트레칭의 기초부터 심화 기술까지 단계별로 안내하며, 다양한 상황과 목표에 맞는 스트레칭 방법을 소개합니다. 운동선수부터 사무직 종사자, 나이가 많은 분까지 모든 이들이 쉽게 따라 할 수 있는 스트레칭 프로그램을 제시할 것입니다. 또한 각 스트레칭의 올바른 자세와 효과, 주의사항 등을 자세히 설명하여 누구라도 안전하게 스트레칭을 실천할 수 있도록 구성하였습니다.

《스트레칭의 정석》은 여러분이 더 건강하고 행복한 삶을 영위하는 데 큰 도움이 될 것입니다. 이 책으로 스트레칭의 놀라운 효과를 경험하시고, 일상에서 스트레칭을 생활화하시기를 바랍니다.

대한스트레칭협회장 오세인

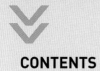

CONTENTS

01 >> 스트레칭을 해야 하는 이유

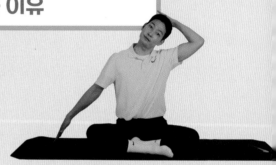

02 >> 나를 위한 맞춤 부위별 스트레칭

척추 파트 >> 목 · 등 · 허리

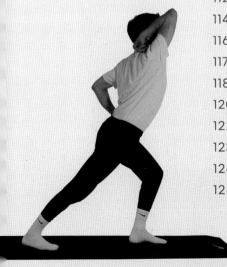

03 » 몸의 균형을 맞추는 체형별 스트레칭

체형에 맞는 스트레칭

SST 시퀀스

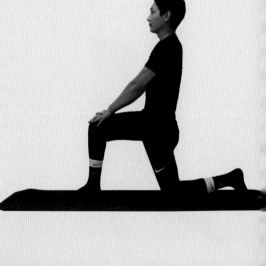

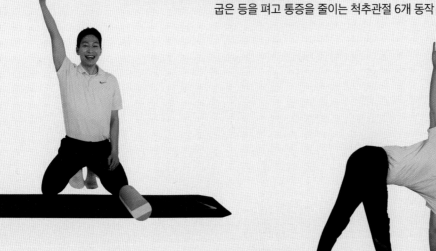

이 책을 보는 방법

이 책은 스트레칭의 효과를 극대화시키기 위해 부위별로 할 수 있는 스트레칭을 제공하고 있습니다. 또한 자신의 체형을 스스로 측정하고 목과 어깨, 등, 엉덩관절의 균형을 맞출 수 있는 SST시퀀스와 부상 방지를 위한 부위별, 목적별 서킷조잉까지 제공하여 스트레칭의 재미까지 함께 담고 있습니다.

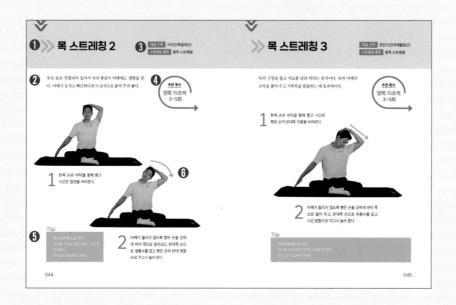

❶ 스트레칭 이름
이번에 할 스트레칭의 이름을 알려 줍니다.

❷ 스트레칭 설명
지금하고 있는 스트레칭이 어떤 효과가 있는지 설명해 줍니다.

❸ 대상 근육과 스트레칭 종류
해당 스트레칭을 통해 단련할 수 있는 타깃 근육을 알아보고, 스트레칭의 종류를 통해 언제 스트레칭을 하면 효과를 극대화 시킬 수 있을지 알 수 있습니다.

❹ 추천 횟수
해당 스트레칭에 필요한 횟수를 알려 줍니다. 적힌 횟수는 자극을 주는 최소 운동 횟수로, 반복할수록 운동 효과를 높일 수 있습니다.

❺ 팁
동작을 할 때 알아 두면 좋은 점과 주의할 점을 자세하게 설명해 줍니다.

❻ 화살표
몸이 움직여야 하는 방향과 힘을 저항하는 방향, 유지해야 하는 자세 등을 알려 줍니다.

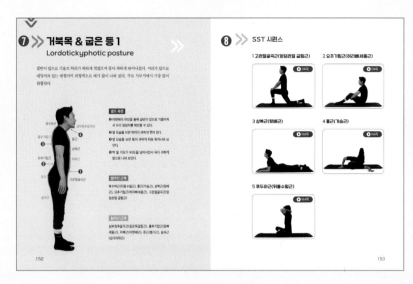

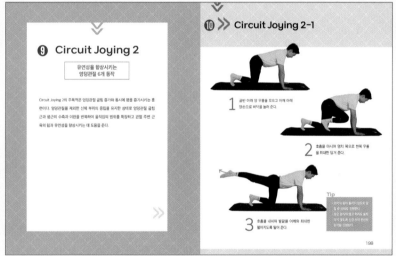

❼ 체형 소개
요즘 흔한 체형에 대해 알아보고, 자신의 체형을 직접 측정할 수 있도록 하였습니다. 해당 체형에서 짧아진 근육과 늘어난 근육을 보여 주어 집중적으로 단련하여야 할 근육을 알 수 있습니다.

❽ SST 시퀀스
체형에 맞는 SST 시퀀스를 통해 근육의 균형을 맞추고 체형을 교정할 수 있도록 하였습니다.

❾ 서킷 조잉 프로그램
총 6개로 구성된 서킷 조잉 프로그램은 각 프로그램마다 집중하는 관절과 운동 효과에 대해 알려 줍니다.

❿ 서킷 조잉 스트레칭
각 프로그램마다 제공하는 6개의 스트레칭을 따라하면 타깃 관절의 가동성과 유연성을 향상시킬 수 있습니다.

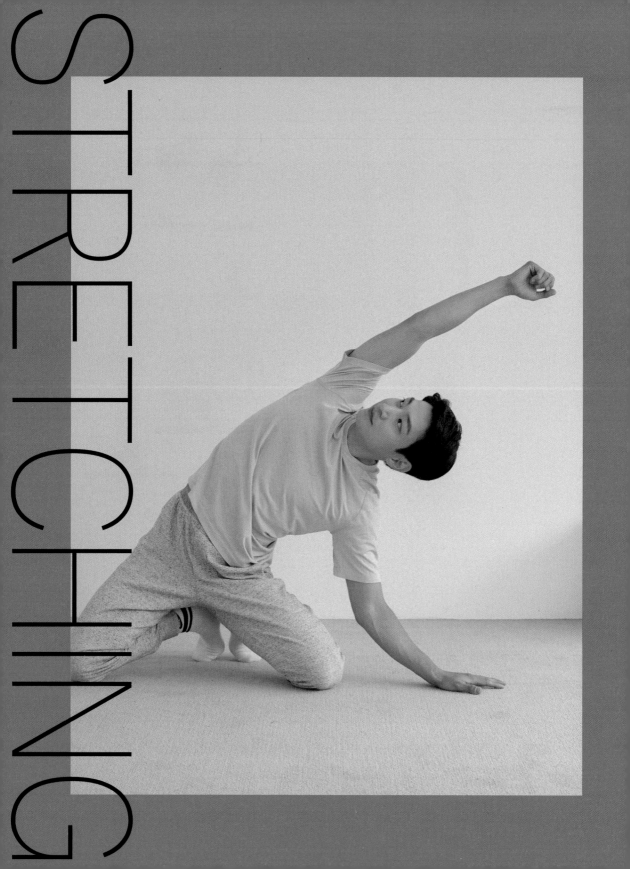

01

∨
∨

스트레칭을
해야 하는
이유

스트레칭이
필요하다

　스트레칭은 신체 부위의 근육, 힘줄, 인대 등의 조직을 늘여 주는 운동이다. 현대 사회에서 우리는 신체적, 정신적 건강을 유지하고 더 나은 삶의 활력을 위해 배드민턴, 필라테스, 헬스, 도수치료 등의 다양한 활동을 하고 있다. 이러한 활동의 시작 전에 부상 예방과 운동 효율의 증진을 위해 스트레칭이 필요하다는 것은 누구나 알 것이다.

　우리에게 스트레칭은 운동 전 워밍업으로 각인되어 있기에 스트레칭을 준비 운동 그 이상으로 생각하지 않는다. 스트레칭이 통증 감소와 신체 기능 향상의 열쇠인데도 말이다.

　스트레칭의 기원에 대해 역사적으로 확인된 것은 없지만 우리에게 준비 운동으로 여겨지는 이유는 수천 년 전부터 유래되어 온 관습과도 같은 인식 때문이라고 생각한다.

　경쟁이라는 형태를 가진 특수한 스포츠 활동에서 승리를 위해 퍼포먼스를 증가시키고 부상을 예방하는 수단으로 오랜 시간 우리의 머릿속에 각인이 되어 왔을 것이다. 하지만 단순히 운동 전 워밍업으로만 여기기에는 스트레칭이라는 운동 자체의 알려지지 않은 뛰어난 효과들이 매우 많다.

우리가 10년 넘게 물리치료사, 스트레칭 코치로 일하면서 가장 많이 느낀 점은 '스트레칭을 조금만 하면 아프지 않을 텐데'였다. 아주 단순한 스트레칭만으로도 한평생 가지고 살아왔던 만성 통증을 해결할 수 있다. 그러나 대부분 어디를 스트레칭해야 하는지를 모른다.

스트레칭 방법도 정확히 모를 뿐더러 스트레칭은 무조건 아프게 버티고, 자세를 유지하려면 많은 힘이 필요해서 잘하지 않는다는 말을 자주 들었다. 그래서 스트레칭을 더욱 전문성 있게 발전시키고 누구나 쉽게 할 수 있기를 바라는 마음에 스트레칭만을 전문으로 공부하게 되었다.

지금부터 우리가 알지 못하는 스트레칭 운동의 효과를 알아보고, 최대의 효과를 낼 수 있는 다양한 스트레칭 기법과 동작을 알아보자.

스트레칭의
효과

　스트레칭을 하면 뭐가 좋아질까? 스트레칭의 효과를 생각나는 대로 떠올려 보자. 아마 많은 사람이 '유연성 향상과 부상 예방'이라는 두 가지의 효과 정도만 생각했을 것이다.

　하지만 스트레칭은 근력 향상, 유산소 운동 효과, 근골격계와 신경계의 기능 향상, 체형 교정 효과, 통증 감소, 혈액 순환 증진, 심리적 안정 등 우리가 잘 알지 못했던 다양한 효과의 집합체인 운동이다.

유연성

　유연성은 신체 건강에 큰 영향을 미치는 요소다. 일정 수준 이상의 유연성이 있어야 일상생활, 스포츠 등의 활동에서 근골격계 시스템이 정상적인 기능을 발휘할 수 있다. 만약 근육이 너무 뻣뻣하다면 근육 안에서의 압력이 커지고 그로 인해 순환 능력이 떨어져서 대사 기능도 감소한다. 이렇게 중요한 유연성을 확보하기 위해서 스트레칭은 필수다.

스트레칭이 유연성 향상에 도움이 된다는 것은 수많은 과학적 연구로 강력하게 뒷받침되고 있다. 스트레칭으로 증가한 근육과 힘줄, 관절 주변 연부 조직의 유연성은 활동할 때 관절의 범위를 더 크게 활용할 수 있게 도와주어 수행 능력을 향상시키고 신체의 움직임을 편안하게 만든다.

또한 상대적으로 오랫동안 움직임이 적었던 관절 주변의 피부 조직까지 늘여 줘서 순환을 돕고 피부를 더 건강하게 만든다.

부상 예방

유연성이 부족하면 관절의 기능이 떨어지고 부상의 확률이 높아진다는 연구들이 많이 있다. 반대로 유연해진 근육은 부상을 예방하는 데 큰 도움을 준다. 스포츠 활동 또는 일상생활에서 갑작스러운 움직임에 대응할 수 있도록 만들고, 운동을 할 때도 근육의 수축과 이완을 원활하게 만들어 큰 부상의 위험을 줄어들게 한다.

만 65세 이상 노인의 경우 매년 낙상을 경험하는 횟수가 3~4명 중 1명이라고 한다. 노인의 낙상은 넙다리뼈의 골절 및 합병증을 유발하며 대표적인 사망 원인 중 하나로 꼽힌다. 임상에서 노인 환자를 치료하다 보면 장단지 근육의 뻣뻣함으로 발목 관절의 유연성이 떨어지는 경우가 아주 많았다.

특히 낙상으로 넙다리뼈가 골절되어 수술한 사람들은 대부분 장단지 근육이 뻣뻣해져 있었다. 장단지 근육이 뻣뻣하면 발을 위로 들어 올리는 양이 정상인보다 현저히 적으며, 보행 패턴의 이상과 하지의 관절염 등 수많은 근골격계 문제의 원인을 제공한다.

한 번 낙상을 경험한 환자는 걷는 것 자체에 트라우마가 발생하여 정상적인 보행이 불가능해지고 반복적으로 넘어진다. 수술하고 재활하였음에도 넘어지고 병원에 가는 일이 반복된다. 그래서 그런 사람들을 위해 가장 먼저 장단지 근육 스트레칭을 우선순위로 하였다. 그 결과 많은 사람이 낙상의 위험 없이 가벼운 러닝도 가능해질 만큼 좋아졌다.

일상생활에서 부상 예방에 대해 쉽게 이해할 수 있도록 낙상을 예로 설명했지만, 어깨, 허리 등 모든 관절도 부상 예방을 위해 스트레칭이 필요하다. 다양한 방법으로 꾸준한 스트레칭을 하다 보면 점점 유연해지고 잘 다치지 않는 튼튼한 내 몸을 발견할 수 있을 것이다.

통증 감소

우리의 몸은 앞, 뒤, 좌, 우 여러 방향에서 서로 줄다리기하는 상태다. 어느 한쪽의 근육이 짧아지면 반대쪽 근육은 상대적으로 늘어나기 마련이다. 현대인은 불규칙한 움직임이나 자세 등으로 근육의 길이와 두께, 파워 등 여러 부분에서의 불균형이 발생한다. 이에 따라 뼈의 위치가 이상적인 정렬에서 벗어난 것을 '체형 불균형'이라고 한다.

예를 들어 사람은 팔을 앞으로 많이 쓰는 동물이기에 팔 앞쪽의 큰 근육인 가슴 근육이 짧아지고 등쪽 근육은 늘어난 '굽은 등 & 말린 어깨'가 된다. 이러한 불균형이 생기면 짧아진 조직과 늘어난 조직 모두 순환 장애가 생기고 근육의 활성도가 떨어지면서 목 통증, 등 통증, 가슴 통증 등 여러 부위에 통증이 유발된다. 이러한 불균형을 가슴 근육 스트레칭만으로 해결할 수 있다.

정확히 말하면 뒤에 소개될 '신장 근력 기법'이라는 셀프 스트레칭 방법으로 해결할 수 있다. 거북목도 좋아지고 굽었던 등이 펴지면서 올바른 자세에

가까워질 것이다. 체형을 올바르게 하는 것 자체가 통증을 감소시키는 핵심 요소다.

체형 불균형은 각종 근골격계 질환의 근본적인 원인이다. 병원에서 디스크가 터졌다고 수술을 권유받고 디스크 절제술을 하면 신경 눌림에 대한 직접적인 증상을 해결하는 것이지, 그 근본적인 원인인 디스크가 눌릴 수밖에 없는 환경은 해결되지 않는다. 결국 또다시 디스크가 신경을 누르거나 다른 이차적인 문제가 생길 확률이 굉장히 높아진다. 우리는 디스크가 눌려서 터질 수밖에 없었던 환경을 체형 교정으로 해결해야 한다. 짧아진 근육의 길이를 늘여 주는 스트레칭은 올바른 자세를 만들 수 있는 원동력을 만들어 여러 근골격계 통증에서 벗어날 수 있도록 도와줄 것이다.

심리적 안정

긴장된 근육은 정신적인 긴장을 나타내기도 한다. 근육이 긴장된 상태에서 심적 안정감을 얻기란 어렵다. 이 말을 바꿔 말하면 근육을 이완하면 정신적인 긴장을 완화할 수 있다는 말이 된다. 스트레칭으로 깊은 호흡을 유도하여 몸과 마음의 조화를 도모하고, 근육의 긴장을 완화하면 이완된 몸을 통해 정신적인 안정과 평온을 촉진할 수 있다.

물론 개인의 체감과 효과는 다를 수 있으며, 정신적인 측면에서의 효과는 개인의 상태와 스트레칭을 어떻게 수행하는지에 따라 달라질 수 있다.

유산소 운동 효과

스트레칭의 이점이 유연성을 넘어 심혈관계 건강까지 나아간다는 사실을 알게 된다면 놀랄 수도 있다. 장기간 정적 수동 스트레칭을 하면 전신 또는 스트레칭을 한 조직에 국소적으로 혈관 기능의 여러 지표가 개선되며 심혈관계 건강에 유익한 효과를 발휘한다는 연구가 있다. 이러한 혈관 기능의 향상은 심혈관 질환과 관련된 위험을 완화하는 데 중요한 역할을 할 수 있다.

또한 스트레칭 후 대동맥 경직도와 혈압 및 심박수가 현저히 감소하는데, 이는 심혈관 건강의 맥락에서 중요한 요소다.

그러나 이 연구 결과를 스트레칭이 규칙적인 유산소 운동을 온전히 대신할 수단이라고 받아들이기보단 유산소 운동을 극히 싫어하거나 부상에서 회복 중인 사람 또는 노인처럼 심폐 기능 향상을 위한 활동이 어려운 사람에게 추천되는 정도로 받아들이는 것이 좋다.

뒤에 나오는 스트레칭 동작을 한번 따라 해 보면 헐떡거리며 땀을 흘리고 온몸에 피가 도는 느낌을 받는 나 자신을 발견하게 될 것이다.

관절 기능 향상

우리 몸에는 신체의 움직임 및 위치 정보를 제공해 주는 '고유수용기'라는 감각 기관이 존재한다. 단순히 고개를 360도 회전하고, 머리를 한쪽으로 늘인 채로 버티는 단순한 스트레칭이 아니라 근신경계의 협응력을 끌어내기 위해 불안정한 자세로 스트레칭을 하면 근육과 힘줄, 관절 주변의 인대 같은 연부조직에 존재하는 고유수용성 감각기가 자극되어 균형 능력 향상과 근신경계의 발달로 관절의 기능을 향상할 수 있다.

스트레칭은 단순히 근육을 늘이는 것에 국한되지 않고 육체적, 정신적으로 긍정적인 영향을 광범위하게 줄 수 있다는 것을 알 수 있다. 스트레칭의 온전한 효과를 느낄 수 있도록 다양한 동작을 단계적으로 배우고 직접해 보면서 그 기능을 체험하길 바란다.

스트레칭의
종류

　스트레칭은 크게 세 가지로 분류할 수 있다. 첫 번째는 관절의 움직임 없이 실시하는 '정적 스트레칭', 두 번째는 움직임을 일으키며 하는 '동적 스트레칭', 세 번째는 근육을 일정 시간 수축한 후 이완하는 '수축 후 이완'이다.

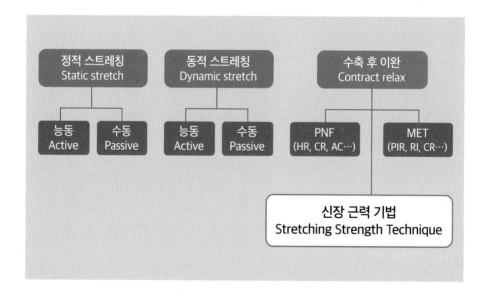

정적 스트레칭

정적 스트레칭은 관절의 움직임 없이 일정한 자세를 유지하는 스트레칭이다. 스스로 근수축을 하며 스트레칭을 하면 '정적 능동 스트레칭'이고, 자발적인 근육 활성화 없이 외부 힘이나 신체 자체의 무게로 스트레칭을 한다면 '정적 수동 스트레칭'이라고 한다.

예를 들어 왼쪽 목이 뻐근하여 내가 목에 힘을 줘서 오른쪽으로 머리를 기울여 왼쪽 목을 늘여 주는 스트레칭을 한다면 외부의 도움 없이 자신의 힘으로 버티는 스트레칭을 하는 중이므로 정적 능동 스트레칭이 된다.

반면 목에 힘을 주지 않고 내 손으로 머리를 오른쪽으로 누르고 버틴다면 정적 수동 스트레칭이 된다.

정적 스트레칭은 준비 운동으로 많이 사용되어 왔지만, 많은 연구에서 본 운동 후에 실시하는 것이 더 효과적이라고 밝혀졌다. 운동으로 오른 체온과 심박수를 안정시키고, 과도하게 사용된 근육의 긴장도를 감소시킨다. 또한 혈액 순환을 촉진하여 근육에 산소와 영양분 공급을 증가시켜 노폐물 제거를 도와 피로한 근육의 회복을 촉진해 준다.

동적 스트레칭

동적 스트레칭은 근육이 늘어날 방향으로 관절을 움직이면서 근육을 스트레칭 시키다가 다시 근육이 짧아지는 방향으로 되돌아가는 것을 말한다. 쉽게 말해 한 자세로 버티는 것이 아니라 관절을 움직이며 수행하는 스트레칭이다. 국민체조를 예로 들 수 있다.

자신의 힘으로 움직임을 가지며 조직을 신장시키는 것을 '동적 능동 스트레칭', 모래 주머니나 벽 등의 외부 도움을 받아서 수행하면 '동적 수동 스트레칭'이다.

동적 스트레칭은 본 운동 전에 준비 운동으로 매우 적합하다. 운동 전에 동적 스트레칭을 실시하면 관절의 유연성이 일시적으로 향상되어 운동 수행 능력이 증대되고, 부상 예방에도 효과적이다. 또한 동적 스트레칭은 몸에 열을 생성하여 근육을 보호하는 데 도움을 준다.

그러나 동적 스트레칭만으로는 체온 상승에 한계가 있으므로 최상의 효과를 위해서는 동적 스트레칭 전에 준비 운동으로 유산소 운동을 하여 체온을 올리는 것이 좋다.

수축 후 이완

늘이고자 하는 근육에 6~8초 이상 힘을 줬다 빼면 '골지 힘줄 기관'이라는 고유수용기가 자극되어 근육이 더 쉽게 이완되게 만들어 주는 원리를 이용한 방법이 '수축 후 이완' 기법이다. 근육을 피로하게 하고 더 이상 힘을 주면 손상의 위험이 생기기 때문에 스스로 근수축을 억제하는 자가억제 반응을 유도하는 것이다.

수축 후 이완 기법은 정적, 동적 스트레칭보다 근육을 늘리는 데 더 효과적이라는 연구가 많이 나와 있다. 하지만 과학적 연구 효과가 좋다고 모두에게 다 좋은 스트레칭은 아니다. 본인의 몸 상태와 목적에 맞는 스트레칭을 하는 것이 가장 효과가 좋은 스트레칭이다.

노인의 근육 경직도를 감소시키기 위해서는 수축 후 이완 기법보다 정적 스트레칭의 효과가 더 좋다. 또한 외상이 있거나 근육 수축이 통증을 유발하고 너무 약해진 근육에서는 적합하지 않을 수 있다.

이 기법은 대표적으로 '고유수용성 신경근 촉진법(PNF)'과 '근에너지 기법(MET)'이 있다. PNF와 MET 모두 역사와 철학을 자랑하는 훌륭한 테크닉이지만, 여러 기법으로 나뉘어 있고 숙련된 전문가에 의해 행해져야 한다. 그래서 여기에서는 더 쉽게 배울 수 있고 여러 기법을 하나로 합친 '신장 근력 기법(SST)'을 소개하고자 한다.

• 신장 근력 기법(Stretching Strength Technique, SST)

스트레칭 조이에서 10년 넘게 사용되며 발전해 온 신장 근력 기법은 근육의 수축력을 이용하여 근골격계 기능을 향상하고 통증을 감소시키기 위하여 고안된 연부조직 신장 기법으로, 신장 운동과 근력 운동을 통합하여 사용하는 테크닉이다. 단축된 연부조직을 효과적으로 신장시키며, 근막의 통증 유발점을 경감시키고 신장 효과의 지속성을 증가시킬 수 있다. 한마디로 표현하면 짧아진 근육은 늘이고 늘어난 근육은 짧게 만드는 방법이다. 신장 근력 기법은 세 단계로 나누어서 실시할 수 있다.

등척성 수축 단계에서 근육을 수축하기 전에 늘이고자 하는 근육이 늘어나는 느낌이 날 때까지 늘여 준 후 수축을 시작해야 한다. 수축하는 힘은 약한 힘부터 시작하여 천천히 통증이 없는 범위 안에서 최대치까지 늘여 준다. 이때 우리 몸의 그 어느 곳도 움직임이 허용되어선 안 된다. 1~3단계를 최소 3회에서 최대 5회 연속적으로 실시한다.

| 1단계 | 주동근의 등척성 수축(10초) |

주동근은 늘이고자 하는 목표 근육을 의미한다. 이 단계에서는 주동근을 움직임 없이 10초 동안 수축시킨다. 이는 주동근의 활성화를 통해 근육의 이완을 촉진해 이후 스트레칭 단계에서의 효과를 극대화하기 위한 것이다.

예 햄스트링 스트레칭의 경우 바닥에 앉은 자세에서 다리를 뻗고 발뒤꿈치로 바닥을 누르며 햄스트링에 힘을 주고 유지한다.

| 2단계 | 주동근의 정적 수동 스트레칭(10초) |

주동근의 수축 후 근육을 이완시키고 관절을 가능한 범위까지 움직여 10초 동안 정적 수동 스트레칭을 수행한다. 이 단계는 주동근이 이완된 상태에서 최대한의 길이로 늘어날 수 있도록 돕는다.

예 햄스트링 스트레칭의 경우 바닥을 누르던 힘을 풀고 상체를 더 숙여 햄스트링이 더 늘어난 자세에서 10초 동안 유지한다.

| 3단계 | 길항근 수축(10초) |

마지막 단계에서는 주동근의 반대쪽에 있는 길항근을 10초 동안 수축시킨다. 길항근의 수축은 주동근의 이완을 촉진하며, 근육 길이의 회복을 도와준다. 이 단계는 주동근의 이완을 유지하면서도 길항근의 강화와 균형을 도모한다.

예 햄스트링 스트레칭의 경우 엉덩관절 굽힘근과 무릎관절 폄근으로 쓰이는 넙다리네갈래근을 수축시켜 무릎을 펴고 다리를 하늘로 들어 올리며 햄스트링의 이완을 유지한다.

신장 근력 기법은 몇 가지 주의사항이 있다.

근육에 손상이 있는 경우에는 적용하지 않아야 한다. 늘어나는 느낌이 아닌 통증이 발생하면 스트레칭 범위를 줄이거나 강도를 줄이고 그래도 통증이 있다면 적용을 멈추는 것이 좋다.

또한 목과 같이 신경과 혈관의 분포가 많고 예민한 부위에 적용할 때는 수축과 신장을 할 때의 강도를 자기 생각보다 더 낮게 설정하여 점진적으로 증가시키며 실시해야 한다. 실제로 목이 뻣뻣해서 스트레칭을 했는데 흔히 말하는 담에 걸리는 경우가 적지 않다.

스트레칭은 일회성 단기 효과를 바라기보다는 지속 반복이 중요한 운동이라 너무 강하게 하기보다는 본인의 의지를 방해하지 않는 선에서 적절하게 실시하는 것이 제일 중요하다.

스트레칭은 단순히 하나의 근육을 늘리는 단관절 운동이 아니라 전신 운동이다. 더 힘들고 더 어려운 복합 동작으로 시행하다 보면 내 예상보다 더 큰 효과를 볼 수 있다.

수축 후 이완 기법이 아무리 근육 신장에 좋다지만, 정적 스트레칭과 동적 스트레칭을 적절한 상황에 맞게 혼합하여 사용하길 바란다.

올바른 스트레칭의 적용

스트레칭 전 저강도 워밍업 운동을 하라

스트레칭을 시작하기 전에 러닝머신이나 사이클과 같은 기구를 활용하여 저강도의 워밍업 운동을 실시하는 것이 좋다. 이는 스트레칭을 하기 전에 신체 온도를 올려 주어 근육과 관절의 유연성을 높이며 부상의 위험을 줄여 준다.

동적 스트레칭은 워밍업으로 활용하라

야구나 축구 선수들이 경기 전 몸을 푸는 영상을 보면, 야구는 공을 던지는 동작을 취하고 축구는 양발을 번갈아 가며 공을 차는 듯한 동작을 한다. 앞서 설명한 것처럼 본 운동 전에는 동적 스트레칭이 관절의 윤활액 분비를 촉진한다. 또한 근신경계의 반응을 높여 부상의 위험을 줄이고 퍼포먼스를 끌어올려 준다.

정적 스트레칭은 쿨다운으로 활용하라

활동 후 올라간 심박수와 체온을 낮추고, 긴장되고 피로해진 근육을 회복시켜 줄 때는 정적 스트레칭이 더 효과적이다. 정적 스트레칭은 근육을 일정한 위치에서 고정하고 근육의 긴장을 서서히 완화한다. 이는 근육의 이완을 촉진하고 근육 내 젖산 축적을 줄이는 데 도움을 준다. 또한 운동 후 산화된 대사물질과 노폐물을 제거하여 회복 과정을 가속한다.

과도한 통증이 아닌 약간의 불편함을 느낄 정도까지 하라

스트레칭을 할 때 과도한 통증을 피하고 약간의 불편함을 느낄 정도까지 실시하는 것이 중요하다. 디테일한 통증 정도를 설정하려면 1부터 10까지의 통증 척도 중 처음에는 1부터 시작하여 점차 민감도가 적응되면 통증의 강도를 조금씩 올리는 것이 바람직하다.

처음부터 강한 통증으로 스트레칭을 하면 우리 몸은 스트레칭을 하지 못하도록 근육을 강하게 수축시킨다. 햄스트링을 늘일 때 다리가 덜덜덜 떨리는 것을 본 적이 있을 것이다.

정상적인 호흡을 유지하라

호흡은 스트레칭 중 근육의 정상적인 생리 작용과 이완을 돕는 중요한 역할을 한다. 들숨과 날숨의 반복은 우리 몸에 산소를 공급하여 근육이 최적의 상태에서 기능할 수 있도록 한다. 호흡이 멈추면 신체의 압력이 상승하고 긴장도가 증가하여 근육의 이완을 방해할 수 있다.

호흡의 속도도 중요한데 빠른 호흡은 교감 신경을 활성화해 몸의 긴장을 증가시키고, 느린 호흡은 부교감 신경을 활성화해 몸의 이완을 촉진해 준다. 느린 호흡을 반복적으로 실시하며 날숨일 때 스트레칭을 하는 것이 가장 이상적이지만 예외도 있다.

예를 들어 척추측만증 환자의 경우 갈비뼈 옆쪽을 늘여 줘야 하는데 이때 늘이고자 하는 부위에 숨을 들이마신 상태로 스트레칭을 진행하여, 오그라든 갈비뼈 주변 조직이 최대한 신장하도록 한다. 이처럼 특정 상황에서 늘이고자 하는 부위를 호흡해 더 늘여 줄 수도 있다.

정적 스트레칭 동작은 15~30초 동안 유지하라

정적 스트레칭의 적용 시간에 관한 연구를 보면 최소 10초에서 30초 이상 유지하는 것이 효과적이라는 연구 결과가 많다. 임상에서 실제로 스트레칭을 적용해 본 결과 민감도가 높은 사람은 낮은 강도로 5초부터 시작하여 시간을 점차 늘여서 최대 2분까지 실시하고, 강도를 올려서 다시 5초부터 최대 2분까지 실시하는 것이 효과적이었다. 강도와 시간은 주차 별로 시간을 넉넉하게 두고 점진적으로 올려야 한다는 것을 꼭 기억해야 한다.

동작당 3회 반복하라

스트레칭 반복 횟수에 대한 연구를 살펴보면 각 스트레칭 동작을 최소 3회에서 최대 5회 반복하는 것이 가장 효과적이라는 연구 결과도 많다. 6회 이상 반복하면 오히려 가동 범위가 감소하거나 전혀 증가하지 않았다는 연구 결과도 보고되고 있다.

일주일에 적어도 3회 이상 하라

스트레칭은 일주일에 최소 3회 실시하는 것이 좋다. 짧으면 수분 내에, 길면 수주 내로 늘어났던 가동 범위가 다시 돌아온다. 이를 최소화하고 스트레칭의 효과를 장기간 유지하려면 최소 주 3회 이상 실시하는 것이 이상적이다. 주의할 점은 스트레칭을 매일 하면 우리가 늘릴 수 있는 최대 범위가 줄어든다는 점이다. 스트레칭을 할 때 근육은 미세한 손상을 입고 회복하는 과정을 거치는데 회복할 시간을 주지 않으면 관절 가동 범위 향상의 총량을 줄이는 결과를 초래한다.

3개월 이상 하라

단기간의 효과를 기대하기보다는 장기간 꾸준히 실천하는 것이 가장 중요하다. 인간의 몸은 변화를 그다지 좋아하지 않는다. 변화가 생기면 다시 원래대로 돌아가려는 성질을 가지고 있다. 다이어트를 해도 요요가 오고, 바디 프로필을 찍기 위해 열심히 운동해도 촬영하고 나면 며칠 만에 원래대로 돌아오는 원리와 똑같다. 최소 3개월 이상 지속해서 스트레칭을 하면 우리의 뇌는 늘어난 가동 범위를 나의 가동 범위로 인식하고 기억한다.

왜 스트레칭을 해야 하는가

스트레칭은 단순한 유연성 향상을 넘어 전반적인 건강 증진을 위한 중요한 운동 중 하나다. 그러나 현대 사회에서 스트레칭을 규칙적으로 수행하는 사람들의 비중은 점점 줄어들고 있다. 우리는 각자의 위치에서 더 나은 삶을 살아가기 위해 다양한 노력을 하고 있으며, 이러한 맥락에서 스트레칭의 중요성을 재고해 볼 필요가 있다.

더 나은 삶이란 과연 무엇일까? 현대 기술의 발전으로 우리는 로봇이 머리를 감겨 주고 운전을 대신하며 식사를 준비하고 집을 청소해 주는 시대에 살고 있다. 이러한 기술의 발전은 우리 삶을 편리하게 만들지만, 그와 동시에 신체 활동의 감소와 단순화된 생활 방식을 초래한다.

이러한 변화로 인해 두 가지 문제에 직면하게 될 것이다.

첫째, 편안하고 좋은 세상을 만들기 위해 노력했음에도 불구하고 신체의 기능 장애로 인해 더 나은 삶을 누리지 못할 수 있다.

둘째, 더 나은 기술을 활용할수록 신체 활동은 줄어들며 이는 다양한 통증과 불편함으로 이어질 수 있다.

따라서 우리는 단순히 '스트레칭을 하세요!'라고 말하는 것이 아니라 스트레칭 운동을 습관화하는 것이 중요하다는 메시지를 전하는 것이다. 습관 형성의 사이클은 신호, 반복, 보상의 세 가지 요소로 이루어진다.

신호 : 신체의 불편함이나 통증은 우리가 운동해야 한다는 신호로 작용한다.

반복 : 규칙적인 신체 활동을 통해 이러한 신호에 대응한다.

보상 : 이러한 과정을 통해 몸이 편안해지고 통증이 감소하는 보상을 얻는다.

모든 사람은 좋은 습관과 나쁜 습관을 함께 가지고 있다. 우리는 신체가 아프기 전에 올바른 습관을 미리 만들어야 한다. 그래서 지금까지 알고 있던 단순한 스트레칭의 개념을 넘어 스트레칭을 하나의 중요한 운동으로 인식하고 습관으로 만들어 실천해야 한다.

아주 단순한 스트레칭만으로도

한평생 가지고 살아왔던

만성 통증을 해결할 수 있다.

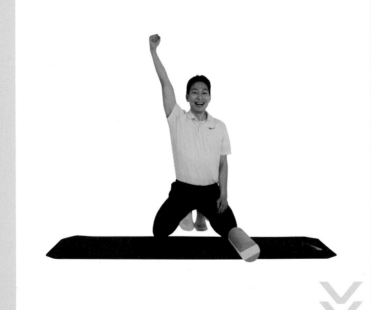

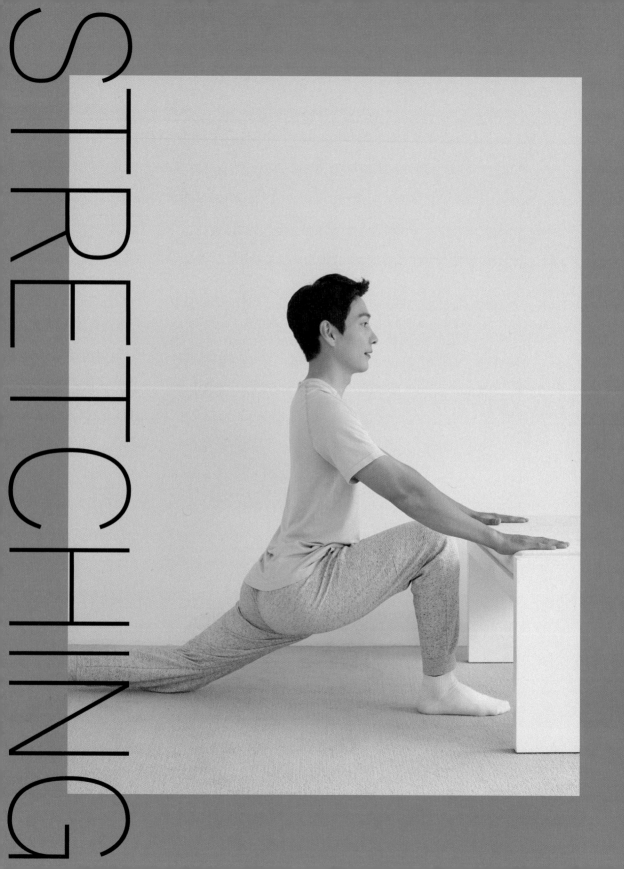

STRETCHING

02

나를 위한
맞춤 부위별
스트레칭

척추 파트

목 · 등 · 허리

우리 몸을 건강하게 유지하고 바로 세우기 위해서 가장 중요하게 생각하는 척추는 '인체의 기둥'이라고 불릴 정도로 매우 중요한 부위다. 척추 건강이 무너지면 삶의 질이 무너지고 일상생활마저 힘들기 때문이다. 그러나 대부분 사람은 척추 건강이 중요하다는 것을 알면서도 바르지 않은 자세 등을 이유로 많은 통증을 호소하는 부위다. 그래서 자신에게 맞는 난이도의 목, 등, 허리의 단계별 스트레칭으로 통증을 완화할 수 있다.

목 스트레칭 1

머리의 무게를 그대로 받고 있어 늘 피로가 쌓이는 목과 그런 목을 지탱하고
있는 어깨의 통증을 같이 해결하는 동작이다.

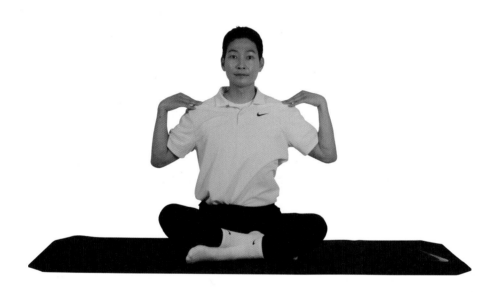

1 어깨에 손을 올리고 가슴을 편 상태를
유지하며 준비한다.

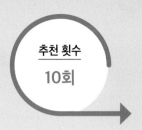

대상 근육	상부승모근(위등세모근)
스트레칭 종류	동적 스트레칭

추천 횟수
10회

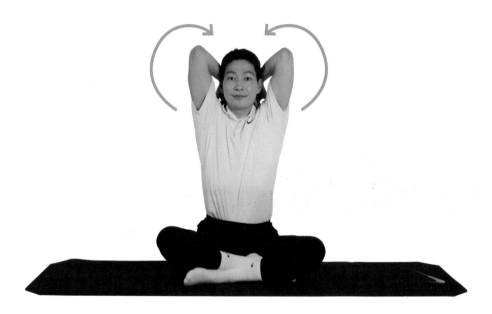

2 팔꿈치와 어깨를 크게 뒤로 돌려주기를
반복한다.

Tip

- 팔꿈치가 내 몸과 멀어지게 만든다는 느낌으로 돌려준다.
- 팔꿈치가 바닥을 바라볼 때 승모근이 늘어나는 것을 느끼며 바닥으로 누르는 힘을 최대한 준다.

목 스트레칭 2

대상 근육	사각근(목갈비근)
스트레칭 종류	정적 스트레칭

우리 몸은 연결되어 있어서 목의 통증이 어깨에도 영향을 준다. 어깨가 뭉치고 뻐근하다면 이 동작으로 풀어 주면 좋다.

추천 횟수
양쪽 15초씩
3~5회

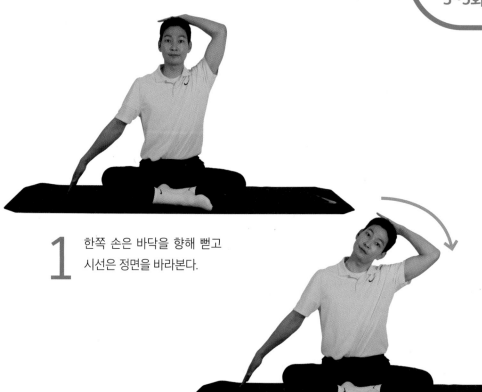

1 한쪽 손은 바닥을 향해 뻗고 시선은 정면을 바라본다.

2 어깨가 들리지 않도록 뻗은 손을 강하게 바닥 쪽으로 밀어내고, 반대쪽 손으로 옆통수를 잡고 뻗은 손의 반대 방향으로 지그시 눌러 준다.

Tip
- 목에 힘을 빼고 실시한다.
- 머리를 누르는 힘이 강하지 않도록 주의한다.
- 등이 굽지 않도록 주의한다.

목 스트레칭 3

대상 근육 견갑거근(어깨올림근)
스트레칭 종류 정적 스트레칭

목의 긴장을 풀고 피로를 날려 버리는 동작이다. 목과 어깨의
근육을 풀어 주고 거북목을 탈출하는 데 효과적이다.

추천 횟수
양쪽 15초씩
3~5회

1 한쪽 손은 바닥을 향해 뻗고 시선은
뻗은 손의 반대쪽 무릎을 바라본다.

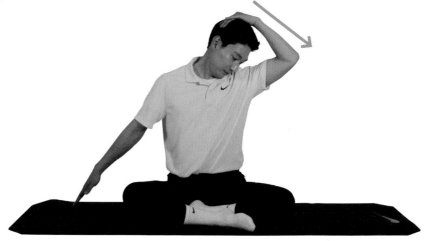

2 어깨가 들리지 않도록 뻗은 손을 강하게 바닥 쪽
으로 밀어 주고, 반대쪽 손으로 뒤통수를 잡고
시선 방향으로 지그시 눌러 준다.

Tip

- 목에 힘을 빼고 실시한다.
- 머리를 누르는 힘이 강하지 않도록 주의한다.
- 등이 굽지 않도록 주의한다.

목 스트레칭 4

대상 근육	상부승모근(위등세모근)
스트레칭 종류	정적 스트레칭

잘못된 자세로 인한 목과 어깨의 경직은 승모근을 뭉치게 만든다. 목과 어깨의 경직을 완화하고 피로를 풀어 주는 동작이다.

추천 횟수
양쪽 15초씩
3~5회

1 한쪽 손은 바닥을 향해 뻗고, 시선은 뻗은 손 쪽의 무릎을 바라본다.

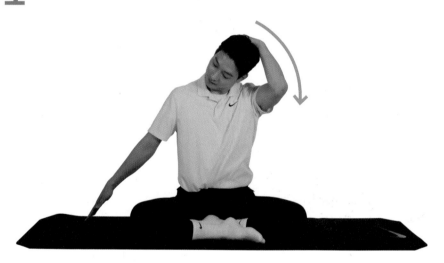

2 반대쪽 손으로 머리 옆을 잡고 뻗은 손의 반대쪽 무릎을 향해 지그시 눌러 준다.

Tip

- 어깨가 들리지 않도록 뻗은 손끝에 힘을 줘 바닥으로 눌러 준다.
- 목을 아래로 눌러 주며 내려갈 때 뻗은 손 쪽으로 목을 더 돌려준다.

목 스트레칭 5

대상 근육 　흉쇄유돌근(목빗근)
스트레칭 종류 　정적 스트레칭

휴대폰과 컴퓨터 사용으로 점점 목이 앞으로 나오는 사람들을
위한 동작으로 목의 통증을 줄이고 거북목 증상을 완화한다.

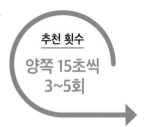

추천 횟수
양쪽 15초씩
3~5회

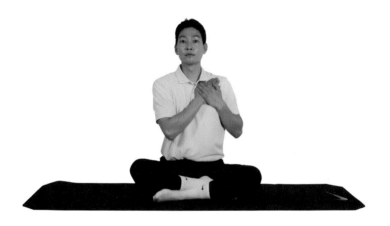

1 양손을 쇄골 라인에 밀착시
켜 피부가 늘어나는 느낌을
만든다.

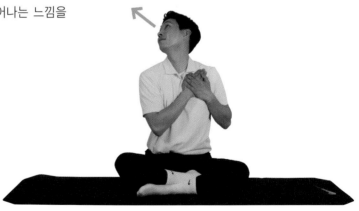

Tip
- 잡은 피부를 놓치지 않도록
최대한 눌러서 고정한다.

2 시선을 반대 방향 위쪽을 바라보며
천천히 목을 뒤로 젖혀 준다.

047

목 스트레칭 6

대상 근육 후두하근(뒤통수밑근)
스트레칭 종류 정적 스트레칭

목을 지탱하는 뼈인 경추와 근육을 스트레칭하여 눌린 신경
과 목뒤 근육의 이완을 도와주고 근육의 경직을 풀어 준다.

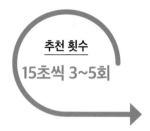

추천 횟수
15초씩 3~5회

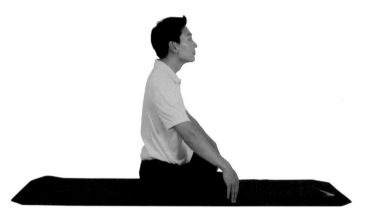

1 편안하게 앉아 허리를 곧게 편
상태를 유지한다.

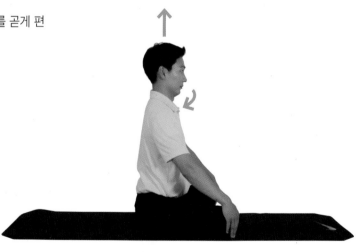

Tip

• 턱을 당겨 넣은 상태에서 목뒤
가 늘어나는 느낌이 계속 나도
록 힘을 유지한다.

2 호흡을 내쉬며 정수리는 천장 쪽으로
밀어 주는 힘을 만들며 턱을 당겨 넣
어 준다.

목 스트레칭 7

대상 근육 | 심부경추굴곡근(깊은목굽힘근)
스트레칭 종류 | 정적 스트레칭

우리 몸에서 머리가 차지하는 무게가 상당하다. 머리의 무게를 버티는 목의 근육 전체를 스트레칭하는 동작이다.

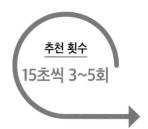

추천 횟수
15초씩 3~5회

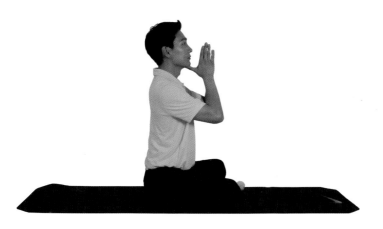

1 양손을 마주 보고 턱에 엄지를 고정한다.

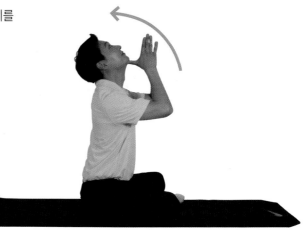

2 호흡을 내쉬며 천천히 고개를 뒤로 젖혀 준다.

Tip
- 목뒤에 통증이 나타나기 전까지만 올린다.
- 목을 뒤쪽으로 넘기는 순간 어깨가 올라가지 않도록 주의한다.

등 스트레칭 1

등 근육을 풀어 주는 동작으로 날개뼈의 움직임에 집중하며 등 전체의 긴장과
경직에서 오는 통증을 완화해 준다.

정면

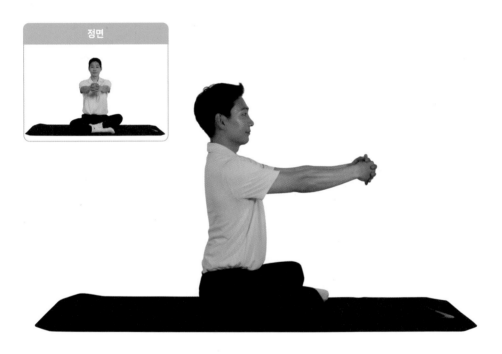

1 깍지를 낀 상태로 준비 자세를 만들어
준다.

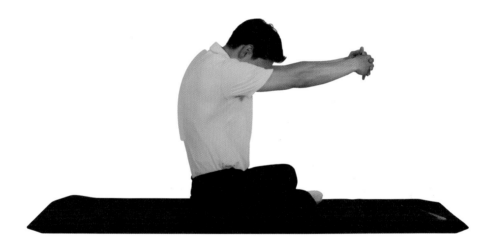

2 호흡은 내쉬며 시선은 명치를 바라보고 천천히 등이 둥글게 나오도록 손을 앞으로 밀어 준다. 허리는 중립을 유지하며 날개뼈가 서로 멀어지는 느낌을 최대한 만들어 준다.

Tip

· 복부에 힘을 주고 허리는 중립을 계속 유지한 상태를 유지한다.
· 몸이 앞, 뒤로 움직이지 않게 기준점을 잘 잡아 준 상태를 유지한다.

등 스트레칭 2

날개뼈 위쪽의 근육을 풀어 주는 동작으로, 골반은 움직이지 않고 등의 움직임
에 신경 쓰며 급하지 않고 천천히 하는 것이 좋다.

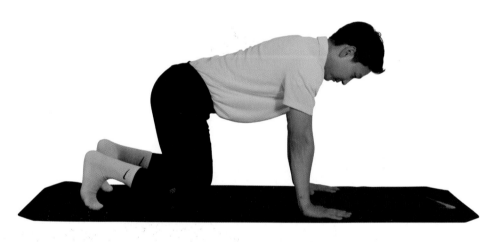

1 네발 자세를 만들어 시작 자세를 잡아
준다.

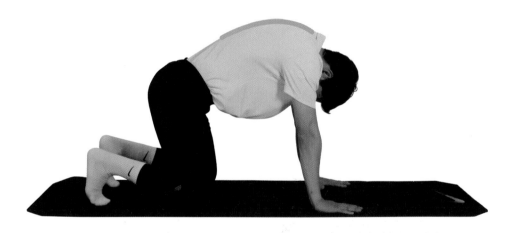

2 시선은 천천히 명치를 바라보며 천천히
등을 둥글게 만들어 준다.

Tip

• 지지하는 손은 바닥을 계속 밀어 주는 느낌을 만들어 준다.
• 골반은 말리지 않도록 바닥을 볼 수 있도록 해 준다.

등 스트레칭 3

날개뼈 주변과 등에 강한 자극을 줄 수 있는 동작으로, 무릎을 잡은 손의 강도를
조절하며 안정적으로 등 근육의 이완을 경험할 수 있다.

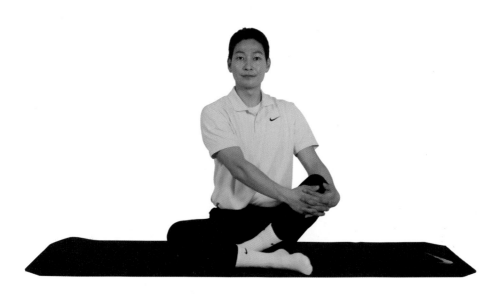

1 양쪽 손은 한쪽 무릎을 감싸고 준비
한다.

대상 근육	흉추기립근, 중부승모근, 능형근(등뼈세움근, 중간등세모근, 마름근)
스트레칭 종류	정적 스트레칭

추천 횟수

**양쪽 15초씩
3~5회**

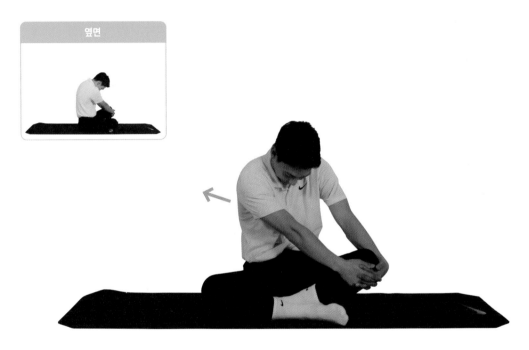

옆면

2 호흡을 내쉬며 등이 둥글게 말리도록
힘을 뒤쪽으로 밀어 준다.

Tip

• 등이 둥글게 말리는 동시에 무릎 잡은 손은 더 꽉 잡아 준다.
• 서로 줄다리기가 되는 느낌을 만드는 것이 포인트다.

등 스트레칭 4

폼롤러를 이용하면 강한 자극을 주며 스트레칭을 할 수 있다. 척추의 중심을
잡아 둔 채 날개뼈의 움직임에 집중하며 동작한다.

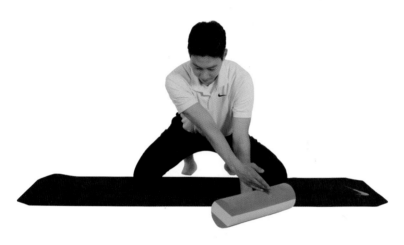

1 양쪽 무릎은 벌리고 엉덩이를 발
뒤꿈치에 댄 상태를 유지한다.

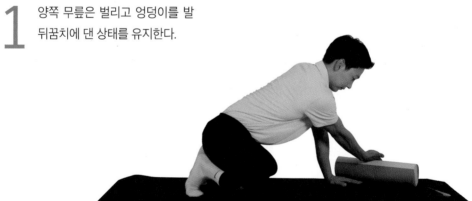

2 한쪽 손 앞의 사선에 폼롤러를
두고 그 위에 손을 올려 준다.

대상 근육	중부승모근, 능형근(중간등세모근, 마름근)
스트레칭 종류	동적 스트레칭

추천 횟수
양쪽 10회

옆면

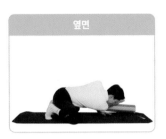

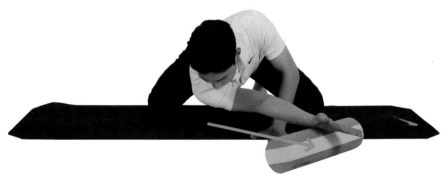

3 날개뼈가 서로 벌려지는 느낌을 만들어 천천히 폼롤러를 밀어 준다.

Tip

• 척추의 각은 좌, 우로 움직이지 않도록 중립을 잡은 상태로 진행한다.

등 스트레칭 5

폼롤러에 손을 올리고 옆으로 굴릴 때 등의 근육들이 더욱 이완될 수 있도록
신경 쓰며 동작을 하는 것이 중요하다.

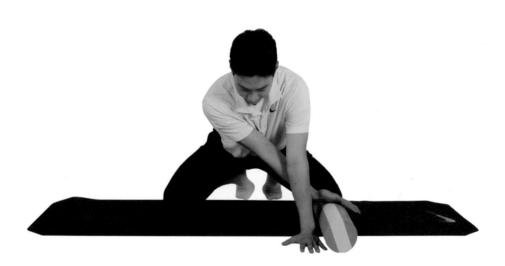

1 양쪽 무릎은 벌린 상태를 유지하며 엉덩이
를 발뒤꿈치에 댄 상태를 유지한다. 폼롤러
는 바닥을 짚고 있는 손 옆에 놓고 반대쪽
팔을 폼롤러 위에 올려 준다.

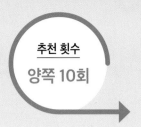
옆면

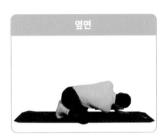

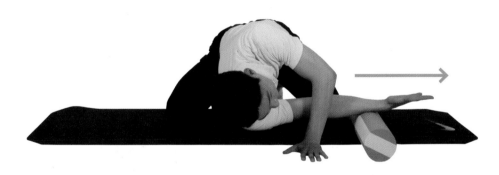

2 호흡을 내쉬며 최대한 밀어줄 수 있는
만큼 밀어 준다.

Tip

- 바닥을 짚은 손이 밀리지 않도록 최대한 버텨 준다.
- 골반은 움직이지 않도록 최대한 바닥을 바라보며 손만 밀어 준다.

허리 스트레칭 1

요방형근은 척추 아래 위치하며 척추의 기둥 역할을 하는 근육으로 허리를 안
정화한다. 상체의 균형을 맞추며 옆구리의 유연성을 높이고 혈액 순환이 잘되
도록 도와준다.

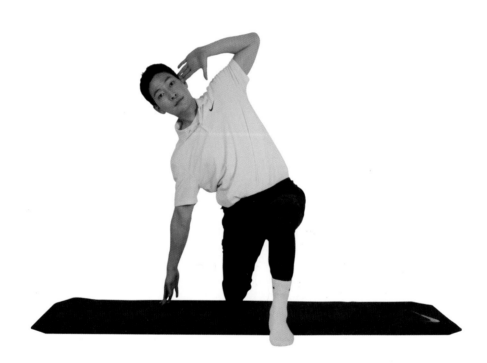

1 런지 자세에서 옆으로 숙이고 한쪽
손을 뒤통수에 댄다.

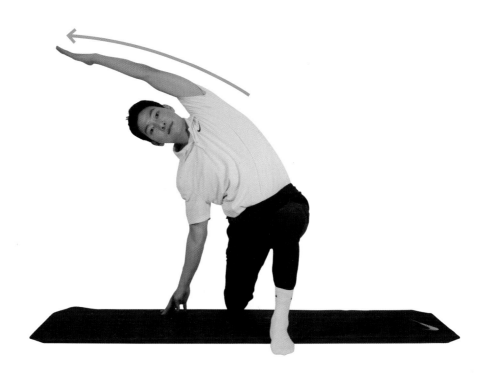

2 호흡은 내쉬며 몸통을 옆으로 기울이고
(측굴) 손은 최대한 멀리 뻗어 준다. 접힌
옆구리에 힘을 주는 느낌을 유지한다.

Tip

• 바닥을 짚고 있는 손이 힘들다면 요가블록을 두고 사용한다.

허리 스트레칭 2

허리 통증을 줄이고 허리의 움직임을 유연하게 만들어 주는 동작으로, 상체를 기울여 가슴 옆의 광배근과 요방형근을 동시에 늘인다.

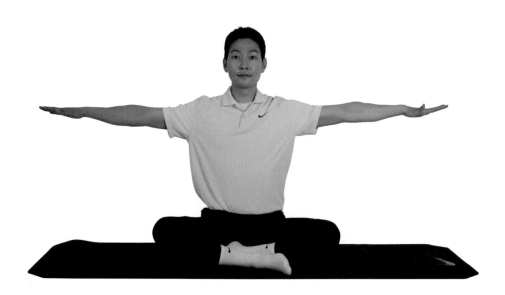

1 편안한 자세로 앉아 양손을 옆으로 뻗어 준다.

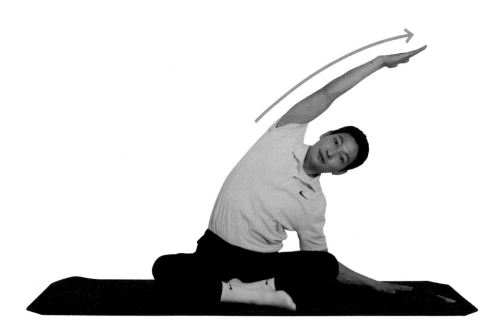

2 한쪽 손은 바닥을 눌러 주며 몸통을 옆으로
최대한 기울여 준다.

Tip

- 몸통을 옆으로 기울일 때는 엉덩이가 뜨지 않도록 한다.
- 손끝이 아래 엉덩이와 멀어지도록 계속 힘을 준다.

허리 스트레칭 3

상체와 하체의 회전으로 허리와 골반의 통증을 해소하고 무너진 균형을 회복
시키는 스트레칭이다. 이 동작은 허리의 회전을 도와준다.

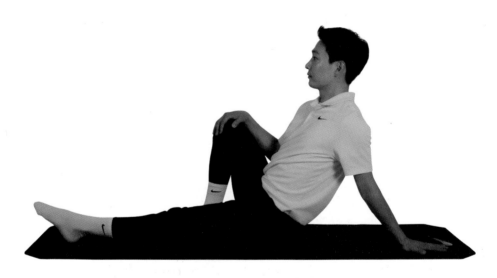

1 옆으로 앉아 한쪽 다리는 뻗고 반대쪽
다리는 세워 바닥을 눌러 준다.

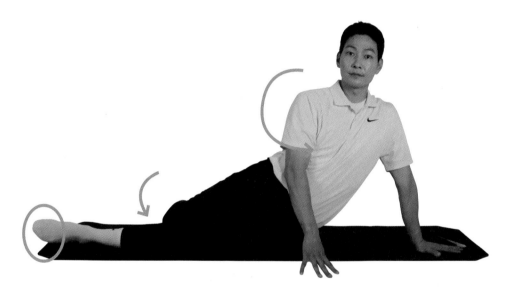

2 호흡을 내쉬며 상, 하체의 회전을 만들어 정면을 바라본다. 구부린 다리는 바닥을 눌러 준다.

Tip

• 바닥을 짚은 손은 팔꿈치가 구부러지지 않도록 신경 쓰며 바닥을 밀어 준다.
• 어깨는 올라가지 않도록 바닥을 꾹 눌러 준다.

허리 스트레칭 4

골반의 움직임을 최소화하고 척추를 옆으로 늘여 주며 척추의 안정화와 바른
자세를 유지하는 데 좋다. 호흡과 함께 천천히 진행해 보자.

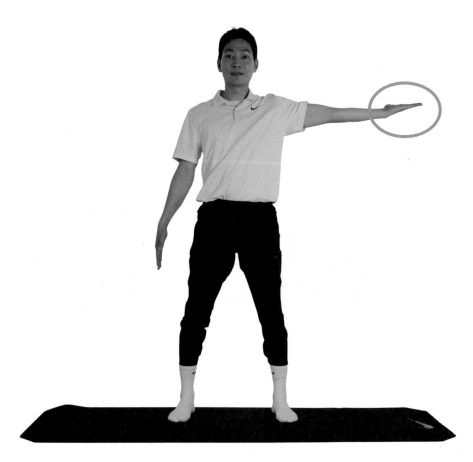

1 양발 사이를 어깨너비만큼 벌리고 한쪽
손의 손바닥이 하늘을 향하도록 하고
옆으로 뻗어 준다.

대상 근육	요방형근(허리네모근)
스트레칭 종류	동적 스트레칭

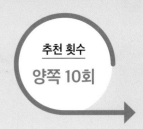

추천 횟수

양쪽 10회

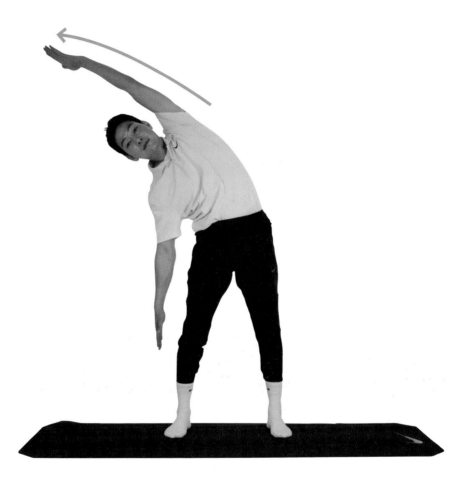

2 호흡을 내쉬며 천천히 몸통과 손을 기울여 준다.
접힌 옆구리에 최대한 힘을 준 상태를 유지한다.

Tip

• 아래 있는 손은 바닥 쪽으로 꾹 눌러 주는 힘을 만들어 어깨도 바닥 쪽으로 눌러 준다.

• 골반이 좌, 우로 움직이지 않도록 최대한 고정한다.

허리 스트레칭 5

척추 양옆을 따라 길게 뻗은 근육이 스트레칭되면, 굳은 허리를 이완하고
허리 통증을 완화하는 데 좋으며 굽은 등을 펴는 데도 효과적이다.

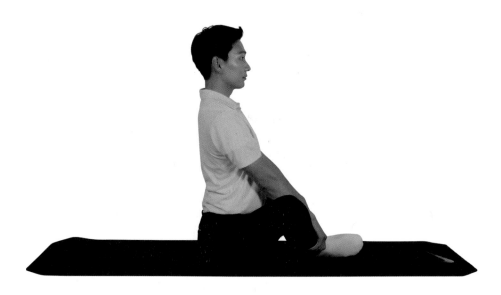

1 다리를 모아 편안하게 앉아 정강이를
잡아 준다.

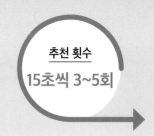
| 대상 근육 | 척주기립근(허리뼈세움근) |
| 스트레칭 종류 | 정적 스트레칭 |

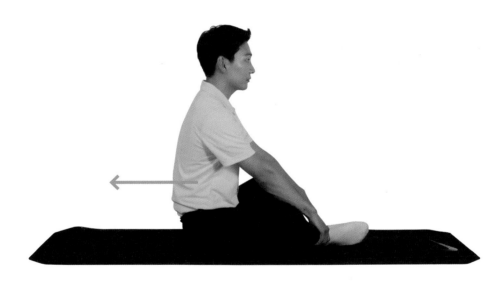

2 호흡을 내쉬며 천천히 골반을 뒤로 밀어(후방) 준다.

Tip

- 등이 말리기 전까지만 한다.
- 골반을 뒤로 밀어 말아 줄 때 하복부에 힘을 주며 뒤쪽으로 더 밀어 주는 느낌으로 한다.

허리 스트레칭 6

대상 근육	하부복근(아랫배근)
스트레칭 종류	정적 스트레칭

일상생활에 필수적인 역할을 하는 복근을 단련하는 스트레칭이다. 이 동작으로 복근과 엉덩이, 등의 힘도 기를 수 있다.

추천 횟수
15초씩 3~5회

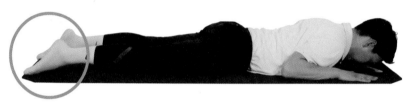

1 바닥에 엎드린 상태에서 발등으로
바닥을 눌러 준다.

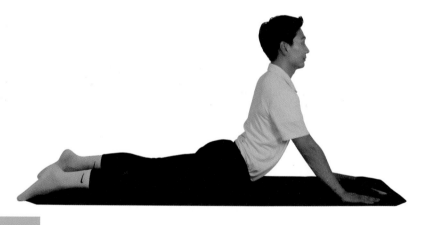

2 천천히 호흡을 내쉬며 손으로 바닥을
밀며 올라온다.

Tip
- 골반은 최대한 바닥으로 밀
착시켜 바닥에서 떨어지지
않도록 한다.
- 양쪽 엉덩이, 날개뼈를 모아
주는 힘을 유지한다.

허리 스트레칭 7

대상 근육 | 하부복근(아랫배근)
스트레칭 종류 | 동적 스트레칭

복근 스트레칭을 하다가 자칫 허리를 다칠 수도 있다. 자신이
할 수 있는 만큼, 가능한 범위만큼 운동하는 것이 중요하다.

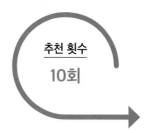

추천 횟수
10회

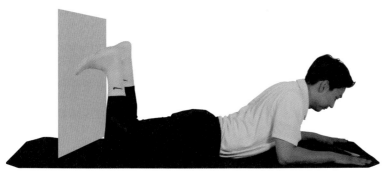

1 무릎과 발가락을 벽에 댄다.

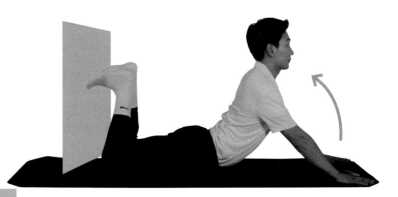

Tip

- 골반이 바닥에서 떨어지기
  전까지만 진행한다.
- 엉덩이와 허리의 힘을 계속
  유지한다.

2 천천히 호흡을 마시며 손으로 바닥을
밀며 상체를 들어 준다.

상지 파트

어깨·팔꿈치·손목

스트레칭을 할 때 상지 부위 스트레칭은 대부분 우리 몸의 위쪽에 해당하는 부위를 말한다. 척추 파트에도 포함되는 등, 허리뿐만 아니라 어깨, 팔꿈치, 손목 등이 대표적이다. 특히 등, 허리와 함께 가장 많은 통증을 호소하는 어깨는 반드시 스트레칭이 필요한 부위다. 올바르지 않은 자세에서 기인한 굽은 어깨로 인해 팔꿈치와 손목 등으로 통증이 이어져 어느 한 부위가 아닌 몸 전체의 통증을 수반한다. 상지 파트의 스트레칭으로 만성 통증에서 해방되기 바란다.

어깨 스트레칭 1

대상 근육	광배근(넓은등근)
스트레칭 종류	동적 스트레칭

광배근은 활배근이라고도 불리며 일반적으로 등 근육으로 불린다. 기지개를 켜듯 쉬운 동작으로 등 근육을 풀어 줄 수 있다.

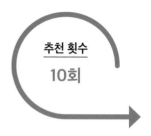

추천 횟수
10회

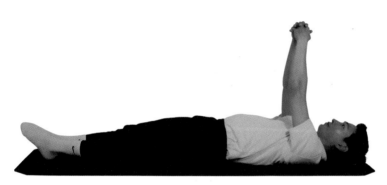

1 허리가 뜨지 않도록 누워 깍지를 낀 상태로 가슴 앞에서 팔을 뻗어 준다.

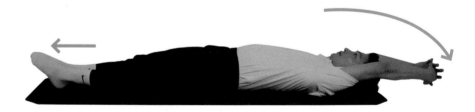

2 호흡은 내쉬며 정수리 쪽으로 가져가 기지개를 켜듯이 늘여 준다.

Tip

- 이때 깍지를 낀 손과 다리는 서로 멀어지도록 계속 힘을 준다.
- 동작 내내 허리가 뜨지 않도록 유지한다.

어깨 스트레칭 2

대상 근육	광배근(넓은등근)
스트레칭 종류	동적 스트레칭

몸의 중심을 뒤로 이동하며 등을 펴서 스트레칭한다. 본 운동 전에 진행하면 등의 긴장을 풀어 주는 데 좋다.

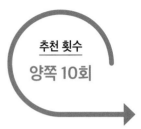

추천 횟수
양쪽 10회

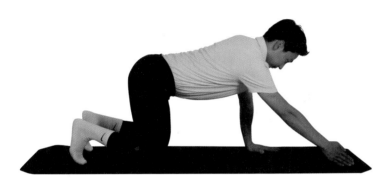

1 네발 자세에서 한쪽 손은 몸과 멀어지게 바닥에 짚는다.

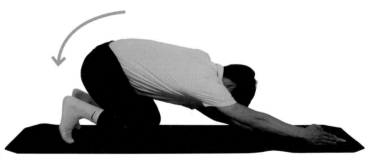

2 호흡을 내쉬며 엉덩이를 천천히 뒤로 보내고 가슴은 바닥으로 지그시 눌러 준다.

Tip

- 바닥을 눌러 주는 힘을 계속 유지한다.
- 몸의 중심이 이동할 때 손은 움직이지 않도록 최대한 바닥을 눌러 준다.

어깨 스트레칭 3

대상 근육	광배근(넓은등근)
스트레칭 종류	동적 스트레칭

좌우로 움직이며 등을 펴주어 등의 긴장을 풀고 통증을 완화하는 스트레칭 동작이다. 코어의 힘이 풀리지 않도록 유의한다.

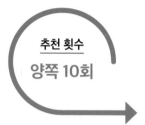

추천 횟수
양쪽 10회

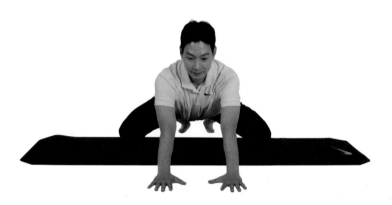

1 다리는 V자를 만들고 엉덩이를 뒤쪽으로 밀어 주며 등이 늘어나는 느낌을 만든다.

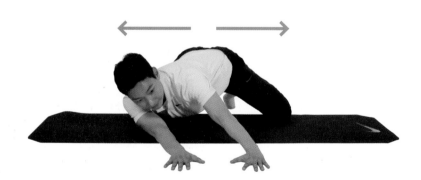

Tip

- 코어의 힘이 풀려 허리가 꺾이지 않도록 한다.
- 시선은 바닥에 고정한다.

2 중심을 좌, 우로 움직이며 바닥을 계속 눌러 준다.

어깨 스트레칭 4

대상 근육	광배근(넓은등근)
스트레칭 종류	동적 스트레칭

폼롤러를 이용하여 더 강한 자극을 줄 수 있다. 자신이 밀어낼
수 있는 만큼 밀어내며 등을 펴는 것이 중요하다.

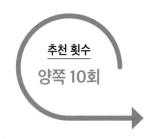

추천 횟수
양쪽 10회

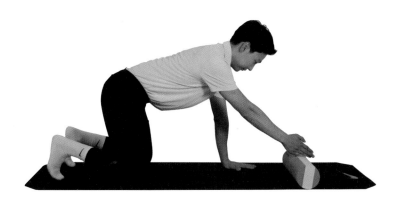

1 네발 자세에서 한쪽 손은 폼롤러 위쪽에
손날이 닿도록 올려 준다.

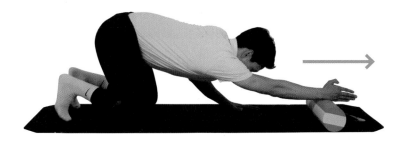

Tip

• 코어의 힘이 풀려 허리가 꺾이
지 않도록 한다.
• 시선은 바닥에 고정한다

2 호흡을 내쉬며 천천히 폼롤러를 앞으로
밀어 준다.

어깨 스트레칭 5

대흉근은 가슴 앞쪽과 위쪽을 덮고 있는 근육이다. 이 동작은 가슴 근육을 풀어 주어 부드러운 움직임을 할 수 있도록 도와준다. 무리하지 않는 범위에서 진행하는 것이 좋다.

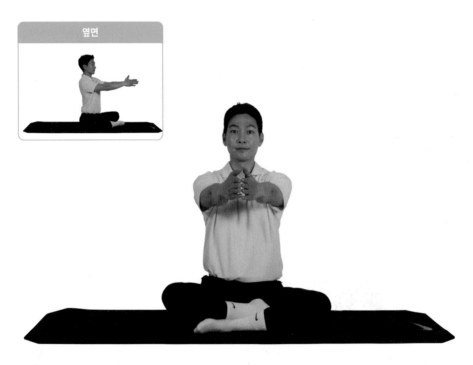

1 손바닥을 붙인 상태로 앞으로 뻗어 날개뼈가 멀어지며 등을 둥글게 만든다.

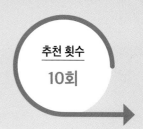

옆면

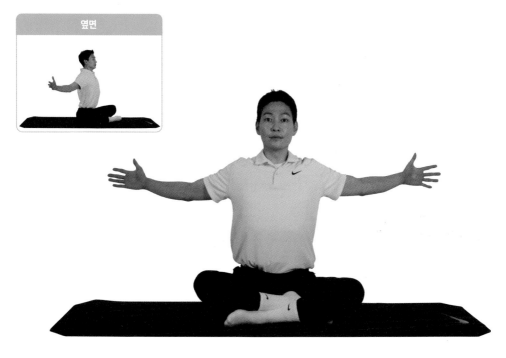

2 코로 호흡을 마시고 팔을 옆으로 벌리며
가슴을 45도 위로 올려 준다.

Tip

• 날개뼈가 서로 모이도록 최대한 힘을 주며 팔을 벌리는 힘도 계속 유지한다.

어깨 스트레칭 6

밴드를 이용하여 가슴을 좀 더 확실하게 펴면서 스트레칭할 수 있다. 최대한
어깨가 올라가지 않고 코어에 힘이 빠지지 않도록 주의한다.

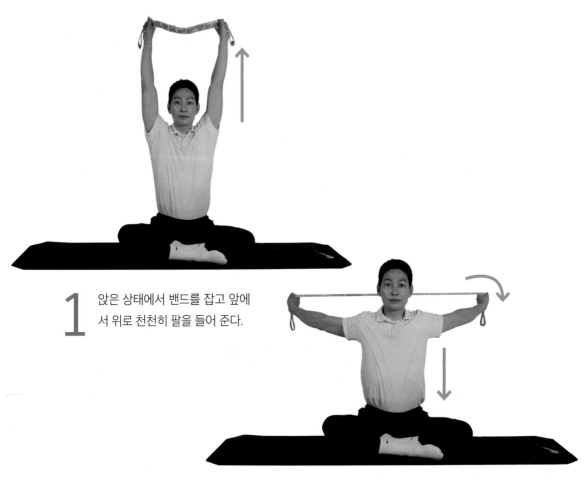

1 앉은 상태에서 밴드를 잡고 앞에
서 위로 천천히 팔을 들어 준다.

2 호흡을 내쉬며 밴드를 바깥쪽으
로 벌리는 힘을 주면서 엉덩이 쪽
으로 가지고 온다.

대상 근육	대흉근(큰가슴근)
스트레칭 종류	동적 스트레칭

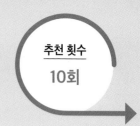

추천 횟수
10회

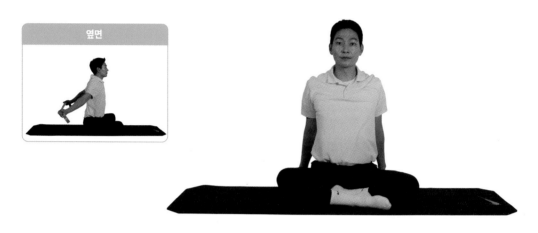

옆면

3 밴드를 당기지 말고 천천히 엉덩이에서 멀어지게 들어 준다.

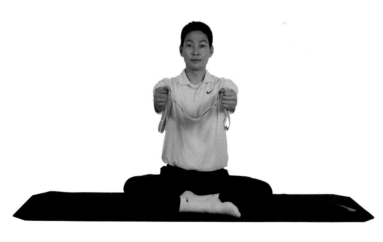

4 바깥쪽으로 밴드를 벌리며 다시 시작 자세로 돌아온다.

Tip
- 밴드를 넘길 때는 양쪽으로 밴드를 밀어 주는 힘을 키워 준다.
- 허리가 과도하게 꺾이지 않도록 코어 힘을 준 상태로 한다.

어깨 스트레칭 7

등과 가슴 근육의 유연성을 높이고 긴장된 근육을 풀어 주어 통증을 예방한다. 허리가 꺾이지 않도록 신경 쓰며 스트레칭을 하는 것이 좋다.

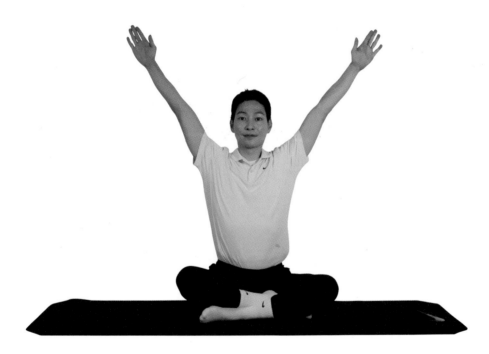

1 양손을 뻗어 Y 모양이 되도록 만든다.

Tip

- 동작을 하면서 힘이 풀지 않도록 신경 쓰며 연습한다.
- 허리는 과도하게 꺾이지 않도록 코어에 힘을 준 상태를 유지한다.

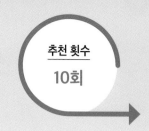
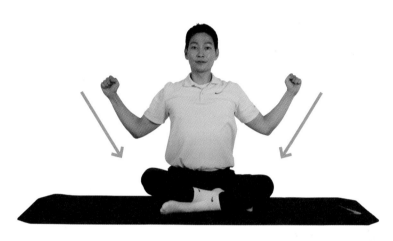

2 호흡을 내쉬며 W 모양이 되도록 날개뼈를 모아 주며 천천히 당긴다.

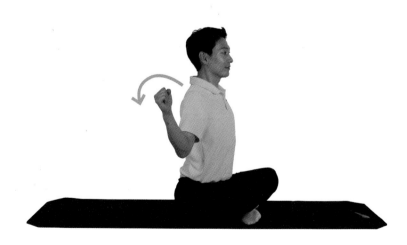

3 팔꿈치는 고정한 상태로 주먹만 뒤쪽으로 회전해 준다.

어깨 스트레칭 8

대상 근육   대흉근(큰가슴근)
스트레칭 종류   정적 스트레칭

호흡과 함께 동작을 진행하며 가슴 근육이 더 이완될 수 있도록 신경 쓰며 진행한다. 자신만의 호흡을 하는 것이 중요하다.

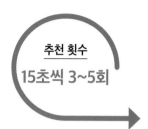

추천 횟수
15초씩 3~5회

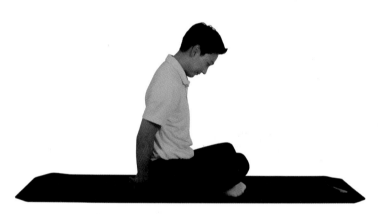

1 편안하게 앉아 손은 엉덩이 뒤쪽에서 깍지를 끼워 준다.

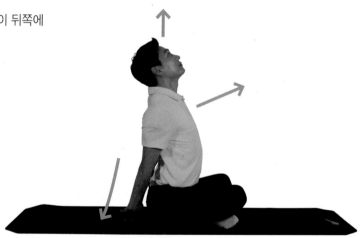

2 코로 호흡을 마시고 천천히 깍지 낀 손을 바닥으로 누르며 가슴을 들어 준다. 이때 시선도 위를 바라본다.

Tip

- 빠른 호흡보다는 천천히 호흡을 마시며 동작한다.
- 허리가 너무 꺾이지 않도록 신경 쓴다.

어깨 스트레칭 9

대상 근육 | 대흉근(큰가슴근)
스트레칭 종류 | 동적 스트레칭

몸을 회전시켜 코어의 힘을 기를 수 있는 동작이다. 가슴 근육을 최대한 늘여 말린 어깨의 회복을 도와준다.

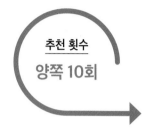

추천 횟수
양쪽 10회

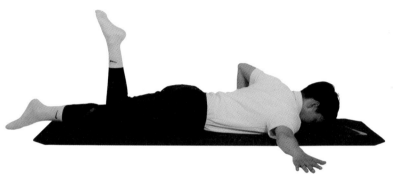

1 한 손은 뻗고 다른 손은 가슴 옆을 지지한 후 엎드려서 준비 자세를 잡아 준다.

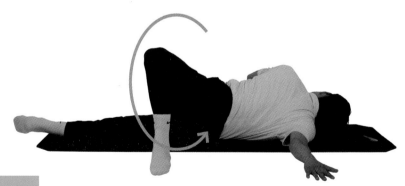

Tip

· 전면에 어깨가 바닥에 닿도록 최대한 눌러 고정한다.
· 뻗은 팔은 바닥을 계속 눌러 준다.

2 호흡을 내쉬며 몸통과 골반을 회전이 가능한 구간까지 돌려준다.

팔꿈치 스트레칭 1

대상 근육	상완이두근(위팔두갈래근)
스트레칭 종류	정적 스트레칭

이두근은 어깨와 팔을 이어 주고 팔을 굽히고 돌리는 등의
활동에 도움을 준다.

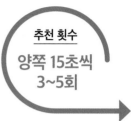

추천 횟수
양쪽 15초씩
3~5회

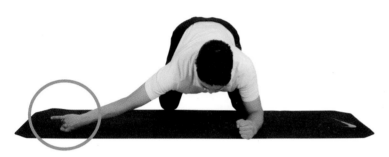

1 네발 자세로 한쪽 팔은 구부려 팔꿈치로
바닥을 짚고 다른 쪽 팔은 반대쪽으로 뻗
은 채 새끼손가락을 펴 준다.

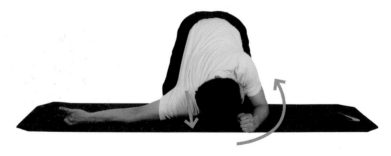

2 호흡을 내쉬며 몸통을 회전하며
어깨를 바닥으로 눌러 준다.

Tip
• 새끼손가락은 어깨와 멀어지는
힘을 만들며 반대쪽으로 밀어 주
는 힘을 만든다.

팔꿈치 스트레칭 2

대상 근육	상완이두근(위팔두갈래근)
스트레칭 종류	동적 스트레칭

요가블록을 이용하면 더 강한 몸통 회전이 가능하여 가슴 근육을 풀어 주고 이두근에 강한 자극과 이완을 줄 수 있다.

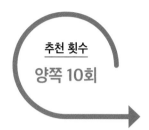

추천 횟수
양쪽 10회

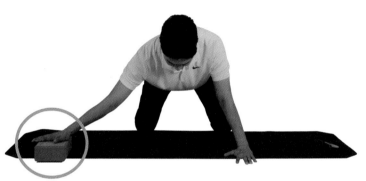

1 네발 자세에서 한쪽 손은 요가블록을 잡은 상태로 준비 자세를 잡아 준다.

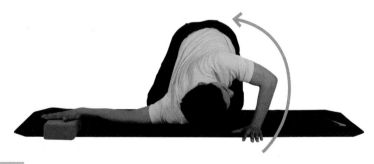

Tip

- 반대쪽 지지하는 손은 몸통이 회전하도록 도와준다.
- 한 번에 힘이 풀리지 않도록 천천히 바닥으로 눌러 준다.

2 호흡을 내쉬며 몸통을 회전하고 어깨를 지그시 바닥으로 눌러 준다.

팔꿈치 스트레칭 3

대상 근육	상완이두근(위팔두갈래근)
스트레칭 종류	정적 스트레칭

벽을 짚고 선 상태에서 가슴을 펴고 허리가 꺾이지 않도록 유지
하는 것만으로도 스트레칭이 된다.

추천 횟수
양쪽 15초씩
3~5회

1 손가락이 바닥을 향하게 한 후
손바닥으로 벽을 짚어 준다.

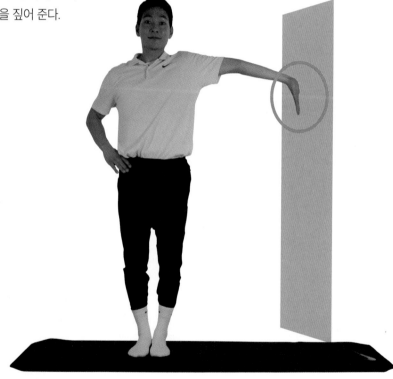

Tip

- 가슴이 펴진 상태를 유지할
수 있도록 신경 쓴다.
- 허리가 꺾이지 않도록 최대
한 코어에 힘을 준다.

2 호흡을 내쉬며 손바닥으로 벽을
지그시 밀어 준다.

팔꿈치 스트레칭 4

대상 근육	상완삼두근(위팔세갈래근)
스트레칭 종류	정적 스트레칭

삼두근은 어깨 뒷부분에서 팔꿈치까지의 근육으로, 팔꿈치에 힘을 최대한 주며 가슴과 등을 펴면서 스트레칭한다.

추천 횟수
양쪽 15초씩
3~5회

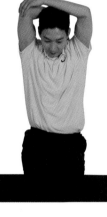

1 무릎을 꿇고 앉아서 한쪽 손은 뒤로 넘기고 다른 쪽 손으로 팔꿈치를 잡고 준비 자세를 잡아 준다.

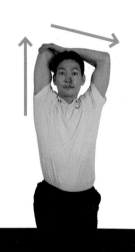

2 호흡을 내쉬며 팔꿈치는 위로 올라가는 힘을 주고 팔꿈치를 잡은 손은 더 이상 올라가지 못하도록 버티는 힘을 준다.

Tip

- 팔꿈치는 밀고, 팔꿈치를 잡은 손은 팔꿈치가 진행 방향으로 더 나가지 못하도록 버텨 준다.

팔꿈치 스트레칭 5

팔꿈치로 요가블록을 밀어 주며 스트레칭을 하면서 삼두근을 이완하는 동작
이다. 코어에 힘을 주며 골반이 앞으로 밀리지 않도록(전방경사) 신경 쓴다.

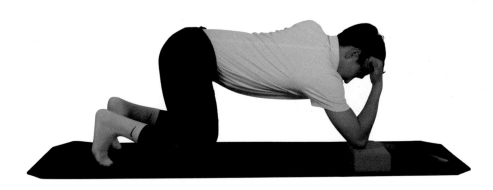

1 네발 자세를 만들고 한쪽 팔을 접어 팔꿈
치로 요가블록 위를 올려 둔다.

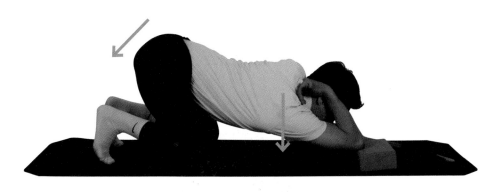

2 호흡을 내쉬며 천천히 엉덩이를 뒤쪽으
로 이동하며 가슴은 바닥으로 눌러 준다.

Tip

- 요가블록에 올려 둔 팔꿈치는 최대한 요가블록을 눌러 준다.
- 골반에 힘을 주어 앞으로 두기(전방경사)보다는 코어에 힘을 준다.

>> 팔꿈치 스트레칭 6

요가블록 대신 벽을 밀며 스트레칭하는 동작이다. 벽을 지그시 눌러 주고 허리가 꺾이지 않도록 신경 쓰며 등과 가슴 근육도 함께 스트레칭한다.

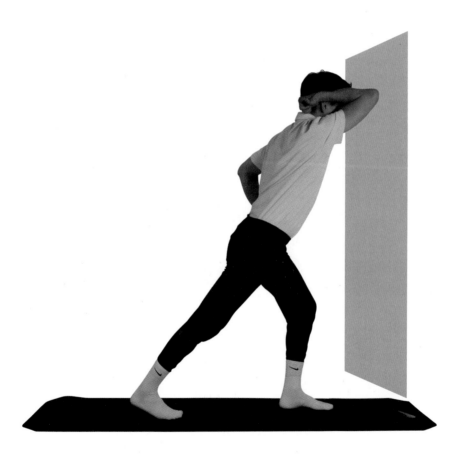

1 벽을 바라보며 팔꿈치는 벽에 고정한다.

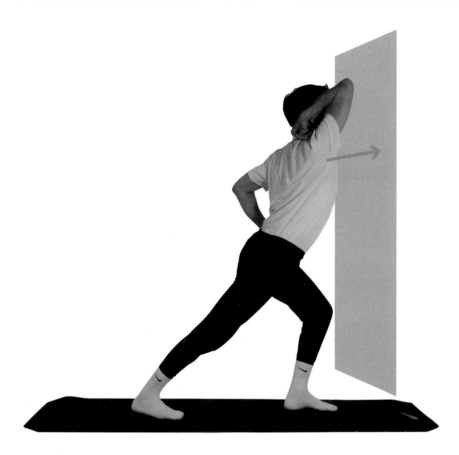

2 호흡을 내쉬며 가슴은 벽 쪽으로 지그시 눌러
준다. 이때 팔꿈치는 스트레칭 도중에 펴지지
않도록 구부린 상태를 유지한다.

Tip

- 최대한 가슴을 눌러 주고 팔꿈치를 구부리는 힘도 더 준다.
- 허리가 꺾이지 않도록 코어에 힘을 준다.

손목 스트레칭 1

대상 근육 수근신근(손목폄근)
스트레칭 종류 정적 스트레칭

손목 통증을 호소하는 사람이라면 반드시 해야 하는 스트레칭
으로, 손등을 늘여 손등의 피로와 통증을 완화할 수 있다.

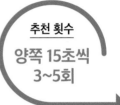

추천 횟수
양쪽 15초씩
3~5회

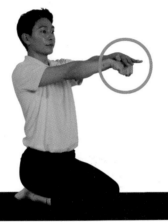

1 주먹은 쥔 상태로 손등이 하늘을
향하도록 하고 반대쪽 손으로 손
등을 잡아 준다.

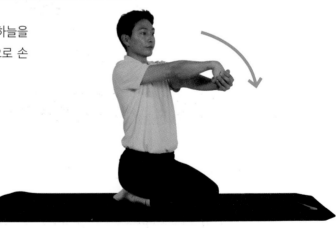

2 호흡을 내쉬며 주먹이 풀리지 않
도록 천천히 몸쪽으로 당겨 준다.

Tip

• 주먹을 쥔 상태로 진행이 어렵다
면 손을 편 상태로 진행한다.

손목 스트레칭 2

대상 근육	수근신근(손목폄근)
스트레칭 종류	동적 스트레칭

몸의 체중을 실어 강한 자극을 손목에 전달하며 손등의 근육을 풀어 주며 통증을 완화한다.

추천 횟수
10회

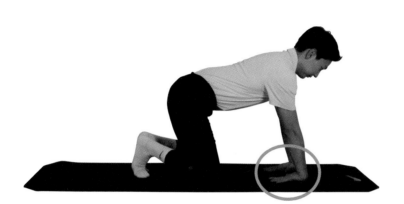

1 무릎의 모양은 V자를 만들어 엉덩이를 든 상태로 앉아 손등으로 바닥을 짚어 준다.

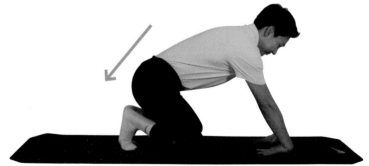

2 호흡을 내쉬며 엉덩이가 천천히 발뒤꿈치에 닿도록 중심을 뒤쪽으로 이동한다.

Tip

• 바닥을 누르는 손등이 떨어지지 않도록 최대한 바닥으로 눌러 고정한다.

손목 스트레칭 3

대상 근육	수근굴근(손목굽힘근)
스트레칭 종류	정적 스트레칭

손등 아래 손목의 근육을 풀어 주는 동작으로 호흡과 함께 과하지 않은 범위만큼 진행하는 것이 중요하다.

추천 횟수
양쪽 15초씩
3~5회

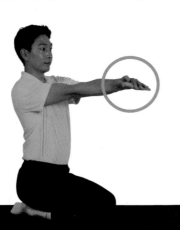

1 손바닥이 하늘을 바라보도록 하고 반대쪽 손으로 잡아 준다.

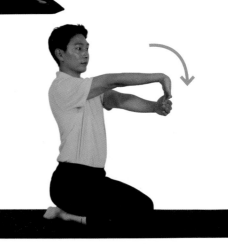

Tip
- 어깨가 들리지 않도록 바닥으로 어깨를 눌러 준다.
- 손끝은 몸쪽으로 당기고 손바닥은 반대쪽으로 밀어 주는 힘을 동시에 준다.

2 호흡을 내쉬며 천천히 손끝을 몸쪽으로 당겨 준다.

손목 스트레칭 4

대상 근육	수근굴근(손목굽힘근)
스트레칭 종류	동적 스트레칭

손등 스트레칭과 마찬가지로 몸의 체중을 실어 손목을 스트레칭하여 근육의 이완 자극을 더욱더 강하게 준다.

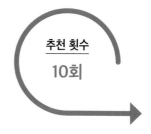

추천 횟수
10회

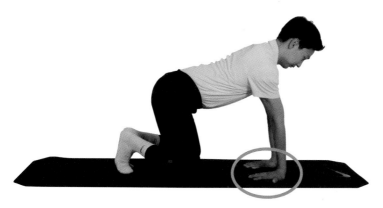

1 무릎의 모양은 V자를 만들어 엉덩이를 든 상태로 앉아 손끝이 내 몸을 바라보도록 하고 바닥을 짚어 준다.

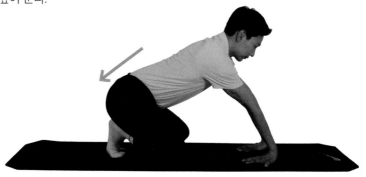

Tip

· 중심을 이동하면서도 바닥은 계속해서 밀어 준다.

2 호흡을 내쉬며 엉덩이가 천천히 발뒤꿈치에 닿도록 중심을 뒤쪽으로 이동한다.

하지 파트

엉덩관절 · 무릎 · 발목

우리 몸의 대표적인 큰 근육은 엉덩이, 허벅지, 종아리 등으로, 근력을 이야기할 때 가장 먼저 꼽히는 부위기도 하다. 특히 척추 부위 근육과 함께 우리의 건강을 책임지는 중요한 근육이다. 그뿐만 아니라 몸의 전체 하중을 견디는 부위기도 하여 무릎이나 발목 등에 발생하는 통증으로 고생하는 사람들이 많다. 요즘 유행하는 러닝과 크로스핏 등의 운동을 하기 전에 관절의 유연성과 가동성을 올리고 부상의 위험을 줄이기 위해 꼭 필요한 스트레칭이라고 할 수 있다.

엉덩관절 스트레칭 1

고관절과 허리의 통증을 줄이는 데 도움이 되는 스트레칭이다. 고관절은 약해
지면 부상의 위험이 발생하기에 스트레칭과 강화를 모두 시도해야 한다.

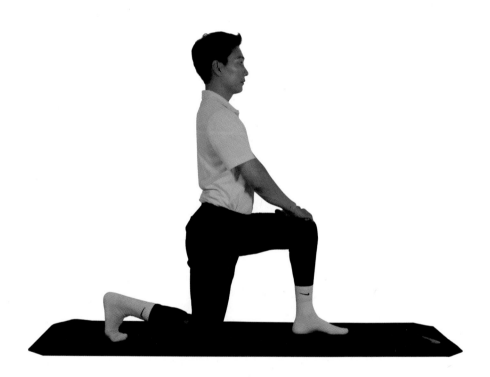

1 한쪽 다리는 구부려 발바닥으로 바닥을 짚고,
다른 쪽 다리는 구부려 무릎과 발가락으로 바닥
을 짚어 다리 모양이 ㄱ, ㄴ자로 만들어 준다.

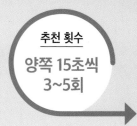
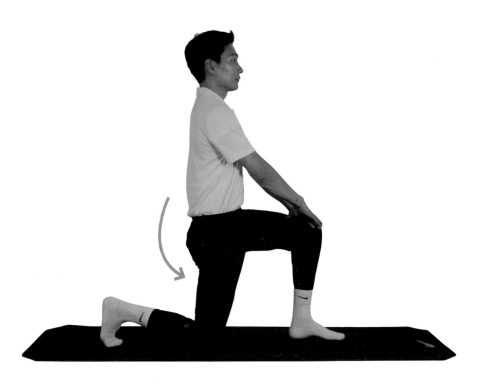

2 복부에 힘을 주어 골반을 둥글게 말아
준다.

Tip

• 골반을 둥글게 말아 주는 동작에 힘을 강하게 줄수록 스트레칭 강도는 높아진다.
• 등이 말리지 않도록 신경 쓴다.

101

엉덩관절 스트레칭 2

통증이 생기지 않는 범위 내에서 진행하는 것이 중요하며, 엉덩이에 힘이 빠지지 않도록 신경 써야 한다.

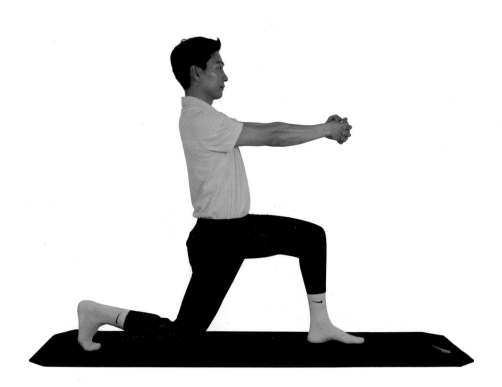

1 다리는 ㄱ, ㄴ자를 만들고 손은 깍지를 껴 앞으로 뻗어 준다.

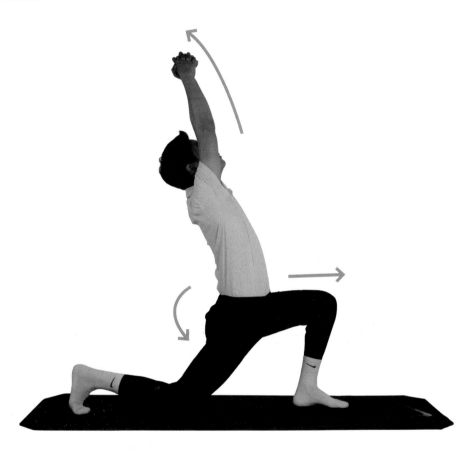

2 머리 위쪽으로 깍지 낀 손을 올리며 골반은
천천히 말아 준다. 속도에 맞추어 천천히
무릎도 앞쪽으로 밀어 준다.

Tip

- 과도하게 밀거나 손을 많이 들면 허리 꺾임으로 허리 통증이 생길 수 있다.
- 뒤쪽에 뻗은 다리의 엉덩이에도 힘이 들어가도록 신경 쓴다.

엉덩관절 스트레칭 3

대상 근육	고관절굴곡근(엉덩관절 굽힘근)
스트레칭 종류	정적 스트레칭

런지를 이용한 고강도의 스트레칭으로 허벅지의 강한 힘을 길러 주며 장요근의 유연성이 많이 좋아질 수 있는 동작이다.

추천 횟수
양쪽 15초씩
3~5회

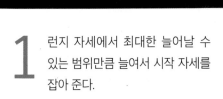

1 런지 자세에서 최대한 늘어날 수 있는 범위만큼 늘여서 시작 자세를 잡아 준다.

2 천천히 호흡을 내쉬고 뒷발의 발가락으로 바닥을 밀어 주며 무릎을 바닥에서 천천히 들어 준다.

Tip

• 무릎을 바닥에서 들기가 힘들면 엉덩이에 힘을 주는 것부터 연습한다.

엉덩관절 스트레칭 4

대상 근육	고관절굴곡근(엉덩관절 굽힘근)
스트레칭 종류	동적 스트레칭

폼롤러와 요가블록을 사용하면 스트레칭 강도는 더 올라간다.
이 동작으로 고관절의 유연성을 키워 부상의 위험을 줄인다.

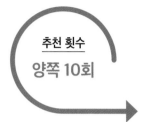

추천 횟수
양쪽 10회

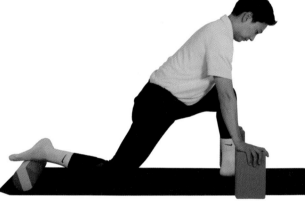

1 런지 자세에서 최대한 늘어날 수 있는 범위
만큼 늘린 상태에서 뒷발은 폼롤러 위에 두
고, 양손은 요가블록을 잡는다.

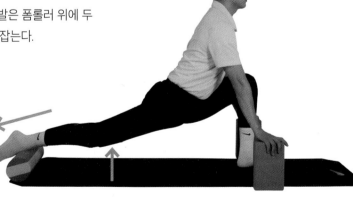

2 폼롤러를 천천히 밀어 주며 바닥에
있는 무릎을 천천히 들어 준다.

Tip
• 동작이 힘들면 엉덩이에 힘을
주는 것부터 연습한다.

105

엉덩관절 스트레칭 5

허벅지 안쪽의 통증에 좋은 스트레칭으로, 허벅지 안쪽의 근육과 인대를 늘여
주는 동작이다.

옆면

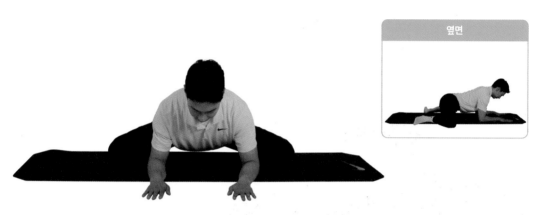

1 무릎은 최대한 벌리고 양팔은
구부려 바닥을 짚어 준다.

2 호흡을 내쉬며 바닥을 누르고 있
던 팔꿈치를 천천히 바닥에서 들
어 준다.

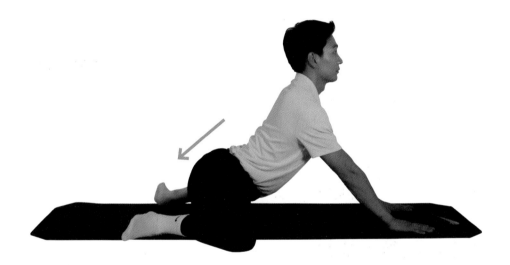

3 중심이 앞쪽으로 나가지 않도록 최대
한 바닥을 밀어 주며 엉덩이를 뒤쪽
으로 이동시킨다.

Tip

• 바닥 미는 힘을 유지하며 어깨가 앞으로 나가지 않도록 상체를 계속 펴 준다.

엉덩관절 스트레칭 6

허벅지 안쪽의 근육은 갑작스러운 체중의 변화나 고관절의 틀어짐에 의해 통증이 발생한다. 이 동작으로 양쪽 다리의 통증을 완화하고 균형을 맞출 수 있다.

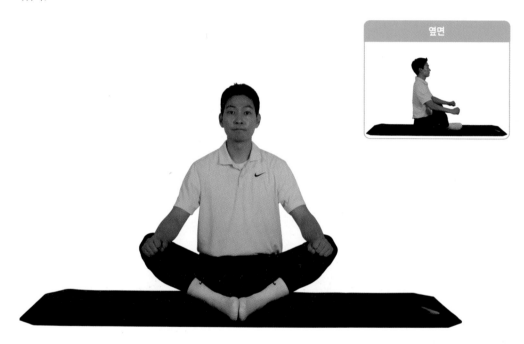

옆면

1 발바닥을 마주 대고 앉아 양쪽 팔꿈치는 무릎 안쪽에 놓는다.

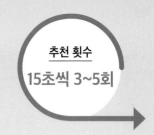

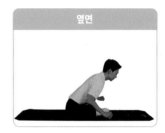

옆면

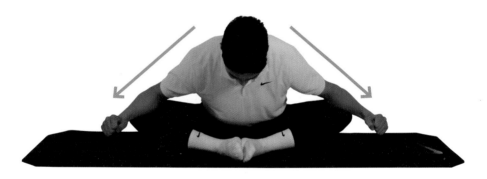

2 호흡을 내쉬며 팔꿈치로 양 무릎을 눌러 바깥쪽으로 벌리는 힘을 만들어 준다.

Tip

- 양쪽 엉덩이 바깥 근육에 힘이 들어가도록 신경 쓴다.
- 팔꿈치는 수직 방향이 아닌 사선 방향으로 벌려지도록 한다.

엉덩관절 스트레칭 7

내전근의 활성화뿐만 아니라 장요근과 엉덩이 힘도 강화하여 통증을 완화하며 유연성을 증가시킬 수 있는 동작이다.

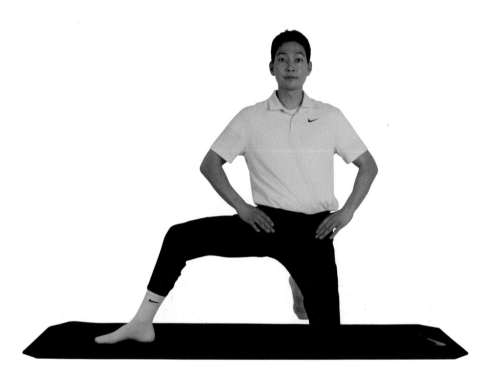

1 한쪽 다리는 무릎으로 바닥을 누르고 다른 쪽 다리는 발바닥으로 바닥을 누른 후 양손은 허리를 잡아 준다.

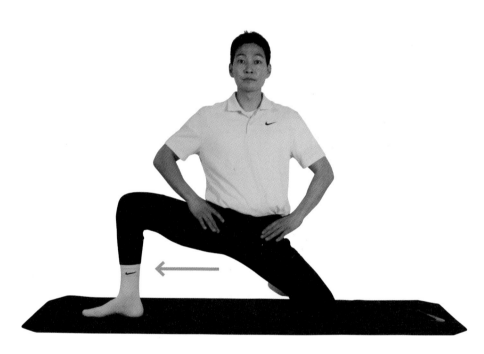

2 양쪽 다리는 일직선이 되도록 유지하며 천천히 무릎이 바라보는 방향으로 밀어 준다.

Tip

- 밀리는 다리는 안쪽으로 모이지 않도록 최대한 바깥쪽 엉덩이에 힘을 준다.
- 척추는 수직 선상을 유지하며 천천히 진행 방향으로 밀어 준다.

엉덩관절 스트레칭 8

스쿼트 자세로 허벅지 근육에 힘을 잡아둔 채 무릎과 엉덩이에 힘을 주어 진행
하는 동작이다. 등이 굽지 않도록 주의한다.

정면

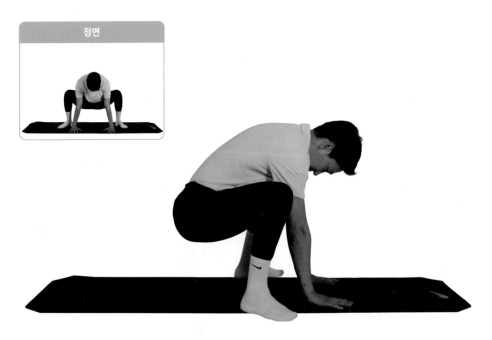

1 Y 스쿼트 자세에서 양손은 바닥을
짚은 상태로 시작 자세를 만들어
준다.

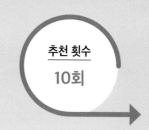
정면

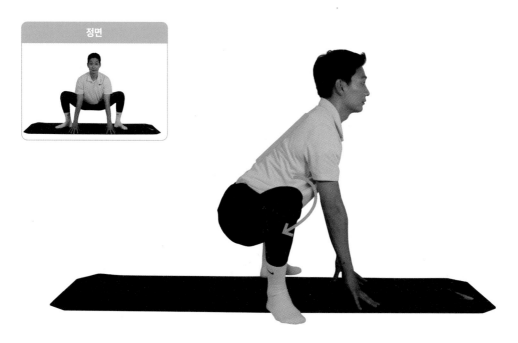

2 호흡을 내쉬며 굽은 상체를 펴는
동시에 무릎을 바깥쪽으로 회전
한다.

Tip

- 등이 굽지 않고 허리는 곧게 편 상태를 계속 유지한다.
- 무릎은 바깥쪽으로 밀어 주며 엉덩이도 계속 힘을 준다.

113

엉덩관절 스트레칭 9

폼롤러를 이용하여 강한 자극을 주는 동작이다. 등은 최대한 펴면서 어깨로
바닥을 누르고 힘을 유지하는 것이 중요하다.

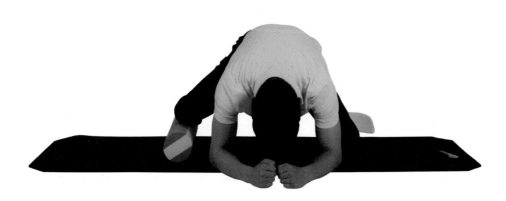

1 한쪽 무릎은 폼롤러에 올리고 엎드려서
시작 자세를 잡아 준다.

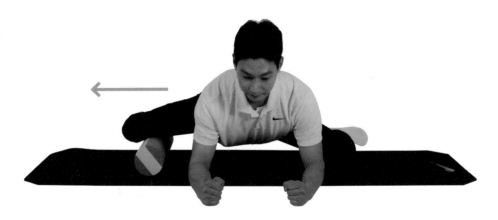

2 말려진 등은 펴면서 폼롤러에 올린
무릎을 바깥쪽으로 밀어 준다.

Tip

• 상체가 앞으로 빠지지 않도록 어깨로 바닥을 누르는 힘을 계속 유지한다.

엉덩관절 스트레칭 10

대상 근육	박근(두덩정강근)
스트레칭 종류	정적 스트레칭

골반의 정렬을 잡아 주고 허벅지의 힘을 기를 수 있는 스트레칭으로, 등과 허리가 말리지 않도록 천천히 중심을 이동한다.

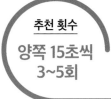

추천 횟수
양쪽 15초씩
3~5회

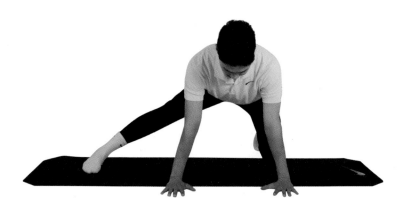

1 한쪽 다리는 무릎을 바닥에 두고 다른 쪽 다리는 최대한 뻗어서 벌린다. 양손은 앞쪽 바닥을 짚어 준다.

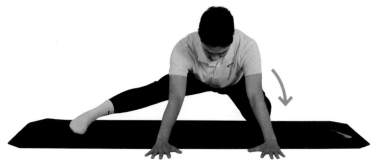

Tip

• 가능한 범위 내에서 등, 허리가 말리지 않도록 점진적으로 연습하며 범위를 늘여 나간다.

2 등, 허리가 말리지 않도록 신경 쓰며 천천히 뒤쪽으로 엉덩이를 밀어 준다.

엉덩관절 스트레칭 11

대상 근육	박근(두덩정강근)
스트레칭 종류	동적 스트레칭

몸의 중심을 좌우로 이동하며 등과 허리가 말리지 않도록 신경 쓴다. 허벅지의 힘이 풀리지 않는 것이 중요하다.

추천 횟수
양쪽 10회

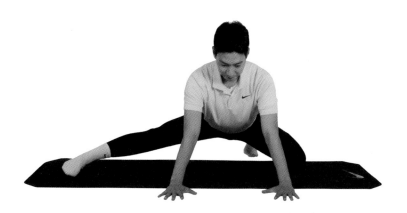

1 한쪽 다리는 무릎을 바닥에 두고 다른 쪽 다리는 최대한 뻗어서 벌린 후 등, 허리가 말리지 않도록 천천히 뒤쪽으로 엉덩이를 밀어 준다.

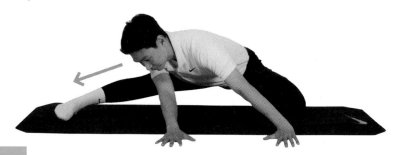

Tip
· 동작을 하면서 중간에 힘이 풀리지 않도록 신경 쓴다.
· 등, 허리가 말리기 전까지만 수행한다.

2 엉덩이를 뒤로 밀어 놓은 상태에서 뻗은 다리 쪽으로 어깨를 기울여 준다.

엉덩관절 스트레칭 12

골반의 정렬을 잡아 주며 힘을 기를 수 있는 스트레칭으로, 왼쪽과 오른쪽의 균형을 잘 맞추면서 운동해야 효과가 좋다.

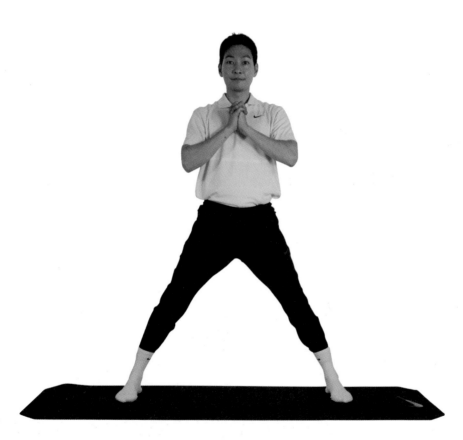

1 양쪽 다리는 어깨너비보다 넓게 벌리고 선다.

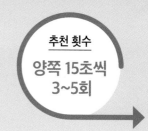
대상 근육	박근(두덩정강근)
스트레칭 종류	정적 스트레칭

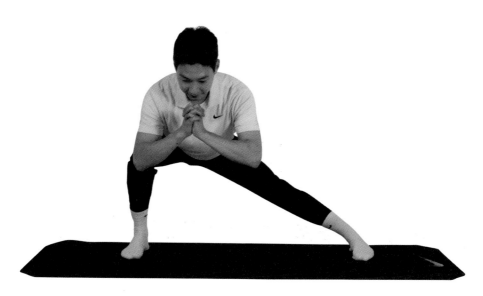

2 엉덩이를 뒤로 보내며 천천히 중심을 한쪽으로 이동시켜 앉는다. 이때 뻗은 다리는 바닥을 계속 밀어 준다.

Tip

• 허리가 말리지 않도록 신경 쓴다.
• 뻗은 다리 반대쪽 다리는 안쪽으로 말리지 않도록 바깥쪽으로 벌려 준다.

119

엉덩관절 스트레칭 13

폼롤러를 이용하면 허벅지 안쪽에 좀 더 강한 자극을 전달하며 스트레칭의
강도도 강해진다. 골반이 빠지지 않도록 신경 쓰며 동작한다.

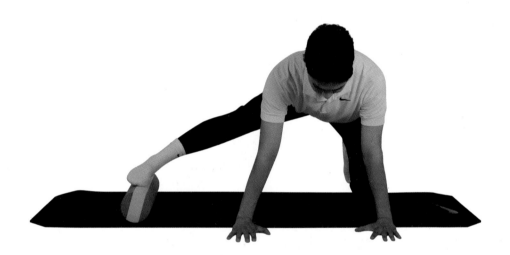

1 한쪽 다리는 구부려 무릎을 바닥에 두고
반대쪽 다리는 뻗어 폼롤러에 올려 최대
한 벌려 준다.

대상 근육 박근(두덩정강근)
스트레칭 종류 동적 스트레칭

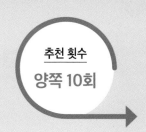

추천 횟수
양쪽 10회

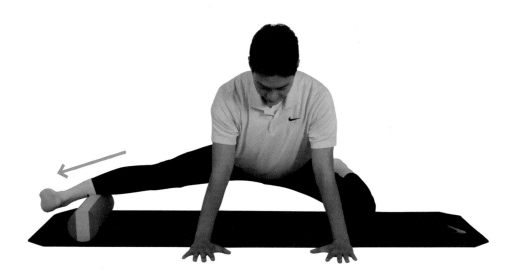

2 호흡을 내쉬며 폼롤러 위의 뻗은 다리를
계속 밀어 준다.

Tip

• 폼롤러를 밀 때 골반이 빠지지 않도록 중립을 유지한다.

>> 엉덩관절 스트레칭 14

대상 근육	대둔근(큰볼기근)
스트레칭 종류	동적 스트레칭

대둔근은 엉덩이 근육 중에서 가장 큰 근육이다. 스트레칭으로
대둔근만 제대로 풀어만 주어도 몸의 통증을 완화할 수 있다.

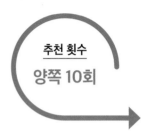

추천 횟수
양쪽 10회

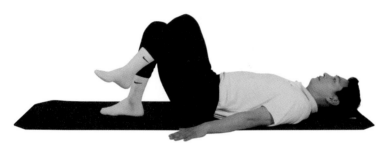

1 바닥에 누워서 다리를 꼬아 양손으로
무릎을 잡아 준다.

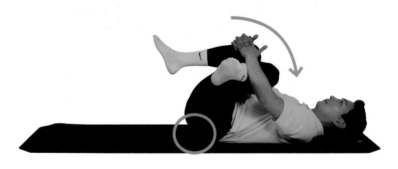

2 꼬리뼈가 바닥에서 떨어지지 않도록
신경 쓰며 천천히 가슴 쪽으로 무릎을
당겨 준다.

Tip

• 골반이 집히는 느낌이 나면 꼬리뼈를
바닥으로 조금 더 눌러 준다.

엉덩관절 스트레칭 15

대상 근육	대둔근(큰볼기근)
스트레칭 종류	정적 스트레칭

혈액 순환 개선과 허리 통증을 예방하는 데 효과적이며, 양쪽 골반의 균형을 맞추는 좋은 스트레칭이다.

추천 횟수
양쪽 15초씩
3~5회

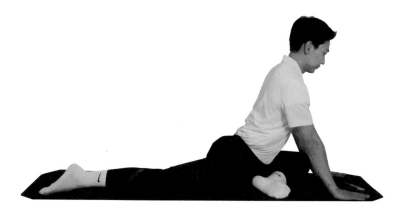

1 몸 앞쪽에 한쪽 다리는 빼고 구부려 바닥에 두고 다른 쪽 다리는 뒤로 뻗은 채 양손은 바닥을 짚어 준다.

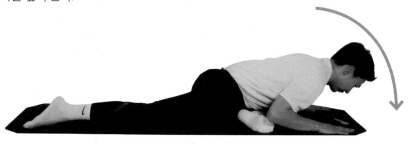

2 호흡을 내쉬며 천천히 가슴을 멀리 보내는 느낌으로 상체를 내려 준다.

Tip

• 상체가 올라올 때 바닥에 구부려 둔 다리의 무릎으로 바닥을 더 눌러 준다.

엉덩관절 스트레칭 16

폼롤러를 이용한 엉덩이 스트레칭이다. 엉덩이 근육의 강화와 유연성을 개선
하여 허리와 골반 통증에서 벗어 날 수 있다.

정면

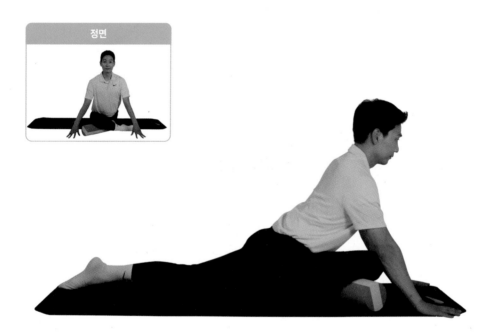

1 몸 앞쪽에 한쪽 다리는 빼고 구부려 무릎
아래에 폼롤러를 댄다. 다른 쪽 다리는 뒤
로 뻗은 채 양손은 바닥을 짚어 준다.

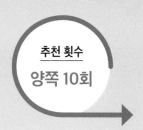
대상 근육 대둔근(큰볼기근)
스트레칭 종류 동적 스트레칭

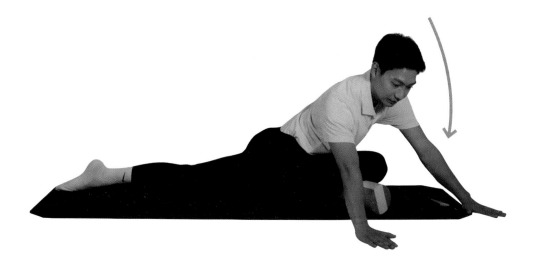

2 호흡을 내쉬며 허리를 편 상태로 무릎이
가슴 중앙에 오도록 상체를 내려 준다.

Tip

• 상체가 올라올 때 하체로 바닥을 눌러 주며 올라온다.

125

틀어진 척추와 골반의 균형을 잡고 굳어 있는 고관절을 효율적으로 풀어 준다.
엉덩이를 자극하여 골반이 전후방으로 움직일 수 있도록 근육을 이완한다.

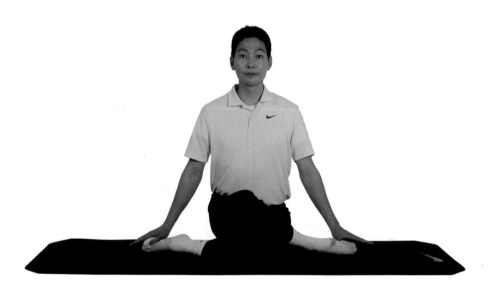

1 양쪽 다리를 교차해서 앉아 위에서 내려
보았을 때 무릎이 일직선이 되도록 모아
준다.

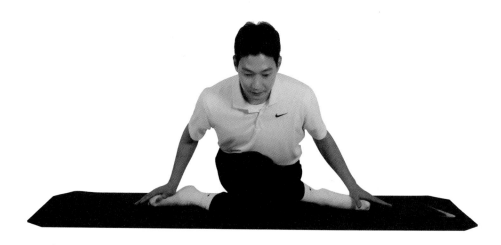

2 허리 편 상태를 유지하며 사선으로 내려
가는 느낌으로 상체를 내려 준다.

Tip

- 다리가 풀리지 않도록 바닥으로 눌러 주는 힘을 유지한다.
- 가슴 닿기가 아닌 가슴을 앞쪽으로 밀어 주며 상체를 내려 준다.

엉덩관절 스트레칭 18

대상 근육	이상근(궁둥구멍근)
스트레칭 종류	정적 스트레칭

엉덩이 아래쪽에 통증이 생겼을 때 하면 좋은 스트레칭으로 허리와 엉덩이의 긴장을 풀어 준다.

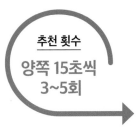

추천 횟수
양쪽 15초씩 3~5회

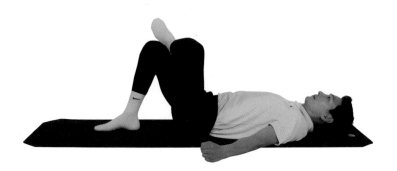

1 바닥에 누워 한쪽 다리를 다른 쪽 다리의 허벅지에 걸어 준다.

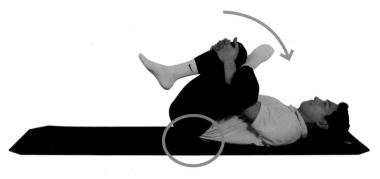

2 호흡을 내쉬며 꼬리뼈가 들리지 않도록 신경 쓰면서 양손으로 무릎을 잡고 가슴 쪽으로 당겨 준다.

Tip
• 다리를 가슴 쪽으로 당기는 힘을 만들 때 위쪽에 있는 무릎은 바깥 쪽으로 밀어 준다.

엉덩관절 스트레칭 19

대상 근육	이상근(궁둥구멍근)
스트레칭 종류	정적 스트레칭

고관절의 움직임을 알기 위해서 엉덩이 근육의 스트레칭을
먼저 진행해야 한다. 이때 허리가 뜨지 않도록 한다.

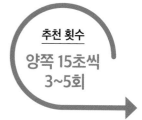

추천 횟수
양쪽 15초씩
3~5회

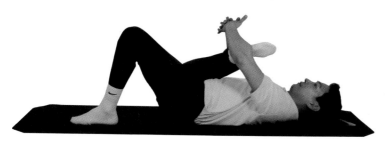

1 바닥에 누워 한쪽 발바닥으로 바닥을 누
르고 다른 쪽 다리를 감싸 안아 준다.

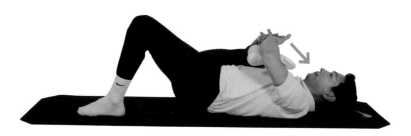

2 호흡을 내쉬며 꼬리뼈가 들리지 않도록
신경 쓰며 감싸 안은 다리를 천천히 가슴
쪽으로 당긴다.

Tip

• 허리가 뜨지 않도록 코어에 힘을
준 상태를 계속 유지한다.
• 깍지를 낀 손은 풀리지 않도록 꽉
잡아 준다.

129

엉덩관절 스트레칭 20

대상 근육	이상근(궁둥구멍근)
스트레칭 종류	동적 스트레칭

엉덩이 근육의 긴장과 경직을 풀어 주는 것만으로도 허리의
통증을 줄이고 부드러운 움직임이 가능하다.

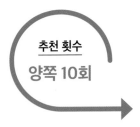

추천 횟수
양쪽 10회

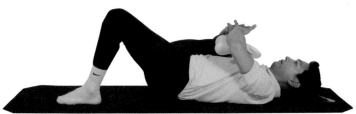

1 바닥에 누워 한쪽 발바닥으로 바닥을 누
르고 다른 쪽 다리를 팔꿈치 안쪽에 걸고
감싸 안아 준다.

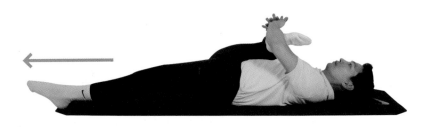

2 편안하게 호흡을 내쉬며 바닥을 누르던
다리를 뻗어 준다.

Tip

- 머리가 들리지 않도록 상체는
  눌러 준다.
- 깍지 낀 손은 풀리지 않도록
  꽉 잡아 준다.

엉덩관절 스트레칭 21

대상 근육	이상근(궁둥구멍근)
스트레칭 종류	정적 스트레칭

고관절이 움직일 수 있는 공간을 만들어 주는 스트레칭으로 골반의 혈액 순환을 도와 움직임을 부드럽게 만든다.

추천 횟수
양쪽 15초씩
3~5회

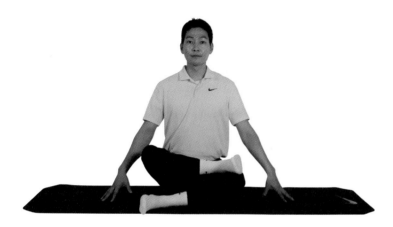

1 위에서 보았을 때 정강이가 포개지고 무릎 위, 아래로 복숭아뼈가 위치하도록 앉아 준다.

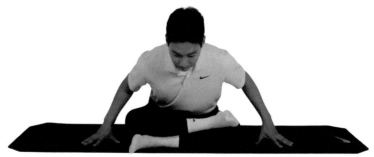

2 호흡을 내쉬며 천천히 가슴을 앞으로 밀며 상체를 숙인다.

Tip
• 등이 굽어지기 전까지만 숙인다.

무릎 스트레칭 1

대상 근육	대퇴사두근(넙다리네갈래근)
스트레칭 종류	동적 스트레칭

대퇴사두근은 우리 몸에서 가장 강력한 근육으로, 이 동작은
엉덩이 근육과 허벅지 앞쪽 근육을 모두 강화할 수 있다.

추천 횟수
10회

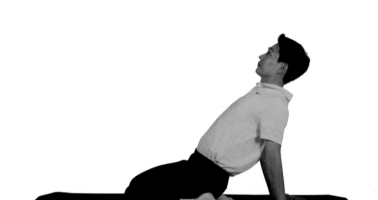

1 무릎을 꿇은 상태로 앉고 양손으로
몸통 뒤쪽 바닥을 짚어 준다.

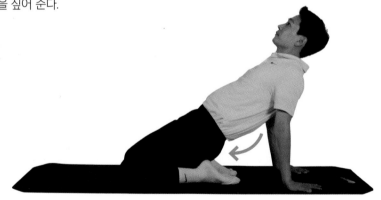

2 천천히 골반을 둥글게 말아 주며
가슴을 펴 준다.

Tip

• 무릎이 아프면 다른 스트레칭을
하는 것이 좋다.

무릎 스트레칭 2

대상 근육	대퇴사두근(넙다리네갈래근)
스트레칭 종류	정적 스트레칭

다리 라인을 슬림하게 만들어 주며 허벅지 앞쪽을 늘여 자극을 주어 라인을 만들 뿐만 아니라 장요근도 강화할 수 있다.

추천 횟수
양쪽 15초씩
3~5회

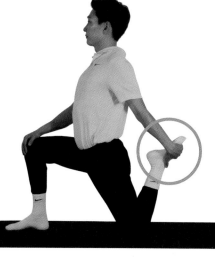

1 한쪽 다리는 구부려 발바닥으로 바닥에 대고 다른 쪽 다리는 구부려 무릎으로 뒤쪽 바닥에 댄 후 뒤쪽 다리의 발등을 잡아 준다.

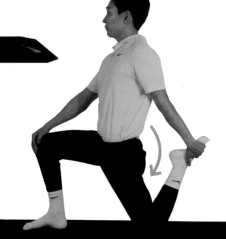

2 호흡을 내쉬며 천천히 골반을 말아 준다.

Tip

- 등이 말리지 않도록 상체를 편 상태를 계속 유지한다.
- 중심을 잡는 것이 힘들면 앞쪽 손은 벽 등을 잡아 준다.

133

>> 무릎 스트레칭 3

몸통의 회전으로 허벅지 앞쪽 근육에 강한 자극을 줄 뿐만 아니라 골반의 균형
을 잡고 장요근의 유연성에도 좋은 스트레칭이다.

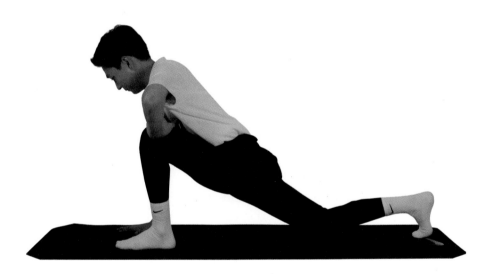

1 한쪽 다리는 구부려 발바닥으로 바닥을 누르고
다른 쪽 다리는 최대한 뒤로 뻗어 준다.

대상 근육	대퇴사두근(넙다리네갈래근)
스트레칭 종류	동적 스트레칭

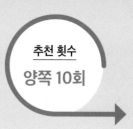

추천 횟수
양쪽 10회

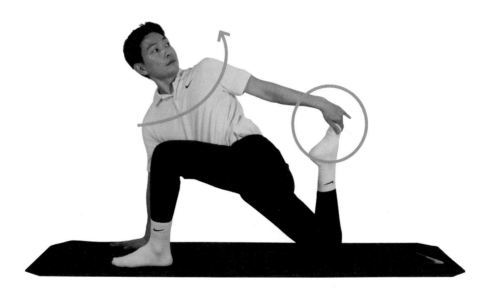

2 가슴을 열어 뒤에 뻗은 다리의 발을 잡아 준다.
발뒤꿈치가 엉덩이에 닿도록 당기며 중심을 천
천히 앞쪽으로 밀어 준다.

Tip

• 뒤쪽 다리의 무릎이 바닥에서 떨어지지 않도록 하는 것이 중요하다.

무릎 스트레칭 4

대상 근육	슬괵근(넙다리뒤근)
스트레칭 종류	동적 스트레칭

상체와 하체를 이어 주는 장요근과 허벅지 뒤쪽의 햄스트링을
늘여 주는 스트레칭으로 근육이 늘어나는 힘을 느낄 수 있다.

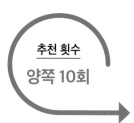

추천 횟수
양쪽 10회

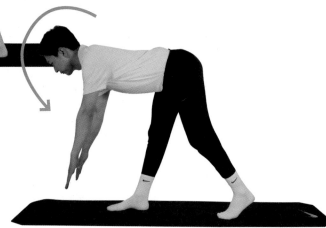

1 손을 앞으로 뻗은 상태로
가슴은 펴 준다.

2 호흡을 내쉬며 중심을 앞쪽 다리로
옮겨 천천히 상체를 숙여 준다.

Tip

- 중심 이동이 잘되어야 늘어나는 힘을
만들 수 있다.
- 허리가 둥글게 말리지 않도록 신경
쓴다.

무릎 스트레칭 5

대상 근육	슬괵근(넙다리뒤근)
스트레칭 종류	정적 스트레칭

허벅지 뒤쪽의 햄스트링을 풀어 주는 스트레칭이다. 무릎을
당기는 힘이 풀리지 않는 자신의 가동 범위까지 진행한다.

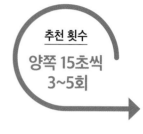

추천 횟수
양쪽 15초씩
3~5회

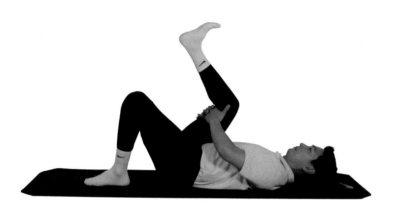

1 무릎을 구부린 상태로 누워 한쪽 다
리의 허벅지 뒤쪽을 잡아 몸 쪽으로
당겨 준다.

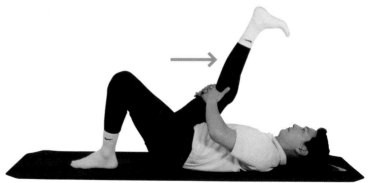

2 잡은 다리는 그대로 당기면서
무릎을 펴 준다.

Tip
• 무릎을 펴 주면서 당기는 힘이 풀리
지 않도록 신경 쓴다.

137

무릎 스트레칭 6

상체와 하체의 균형을 잡아 주며, 상체를 숙일 때 골반은 중립을 지켜 내려가면서 허벅지 뒤쪽의 햄스트링을 늘여 주는 동작이다.

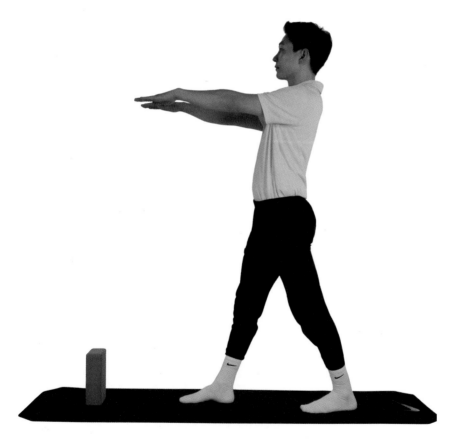

1 손을 앞으로 뻗은 상태에서 상체를 숙여 천천히 바닥에 놓인 요가블록을 잡아 준다.

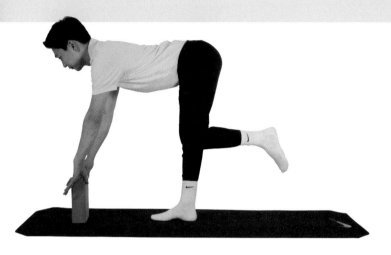

2 요가블록을 잡고 한쪽 다리는
바닥을 눌러 주고 반대쪽 다리
의 무릎을 접어 준다.

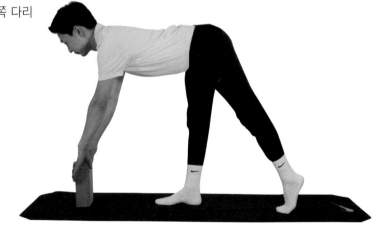

3 접었던 다리를 펴고 다시 원래
상태로 돌아온다.

Tip

- 골반은 중립이 되도록 최대한 신경 쓴다.
- 무릎을 구부린 다리는 반대쪽 무릎과 일직선을 유지한다.

무릎 스트레칭 7

대상 근육	슬괵근(넙다리뒤근)
스트레칭 종류	동적 스트레칭

인사하듯 상체를 숙여 허벅지 뒤쪽의 햄스트링을 늘이고 동시에 말린 어깨와 가슴을 펴는 동작이다.

추천 횟수
10회

1 양손은 주먹을 쥔 채 가슴 앞쪽에 모아 주고 어깨너비만큼 벌려 준다.

2 날개뼈를 조이며 양손은 옆으로 뻗고 엉덩이는 뒤쪽으로 밀어 준다.

Tip
· 다리는 바닥으로 계속해서 밀어 준다.

무릎 스트레칭 8

대상 근육 슬곡근(넙다리뒤근)
스트레칭 종류 동적 스트레칭

허벅지 뒤쪽과 햄스트링을 풀어 주는 동작으로, 코어와 엉덩이의 힘으로 중심을 잡고 무게 중심이 넘어가지 않도록 한다.

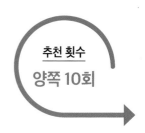

추천 횟수
양쪽 10회

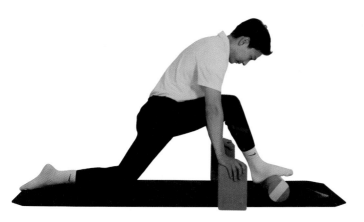

1 한쪽 다리는 폼롤러에 발을 올리고 다른 쪽 다리는 뒤로 뻗어 발등을 바닥에 댄 후 양손은 요가블록을 잡은 채 등을 말아 준다.

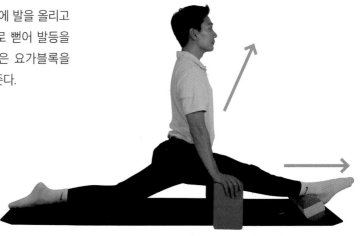

Tip
• 폼롤러를 최대한 밀었을 때 발목의 아킬레스건 쪽에 걸리도록 한다.

2 호흡을 내쉬며 폼롤러의 발을 밀어 상체를 45도 위쪽으로 올려 준다.

발목 스트레칭 1

대상 근육 비복근, 넙치근(장딴지근, 가자미근)
스트레칭 종류 정적 스트레칭

순환이 제대로 되지 않으면 종아리가 붓는다. 제2의 심장이라
고 불리는 종아리 근육을 풀어 주면 순환이 원활해진다.

추천 횟수
양쪽 15초씩
3~5회

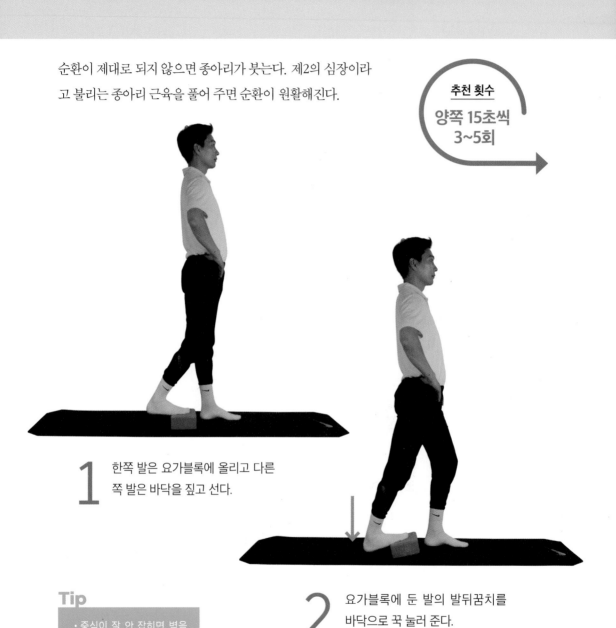

1 한쪽 발은 요가블록에 올리고 다른
쪽 발은 바닥을 짚고 선다.

2 요가블록에 둔 발의 발뒤꿈치를
바닥으로 꾹 눌러 준다.

Tip

- 중심이 잘 안 잡히면 벽을
잡고 진행한다.

142

발목 스트레칭 2

대상 근육 비복근, 넙치근(장딴지근, 가자미근)
스트레칭 종류 정적 스트레칭

밴드를 이용한 햄스트링 스트레칭이다. 날개뼈 주변의 근육을 강화하며 굽어진 상체를 펴는 데 도움이 된다.

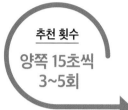

추천 횟수
양쪽 15초씩
3~5회

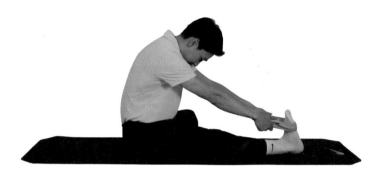

1 한쪽 다리는 앞으로 뻗고 다른 쪽 다리는 구부려 뻗은 다리의 허벅지에 발바닥을 대고 앉은 후 앞으로 뻗은 다리의 발바닥에 탄성이 없는 밴드를 걸어 준다.

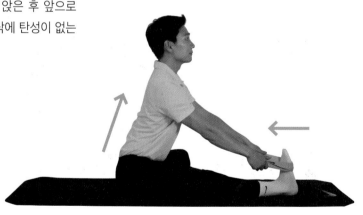

2 말린 등을 펴면서 밴드를 최대한 당겨 준다.

Tip

• 뻗은 다리의 발끝과 발목이 내 몸쪽으로 접히게 하는 것이 중요하다.

발목 스트레칭 3

벽을 밀어 바닥을 누르는 힘으로 종아리와 햄스트링이 스트레칭 되는 동작이다. 이때 발뒤꿈치로 발바닥을 힘껏 눌러야 효과를 최대로 만든다.

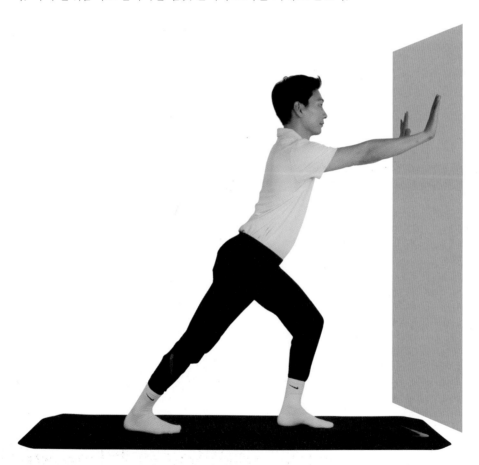

1 벽을 밀며 선 채 뒤쪽 다리의 발뒤꿈치는
바닥을 눌러 준다.

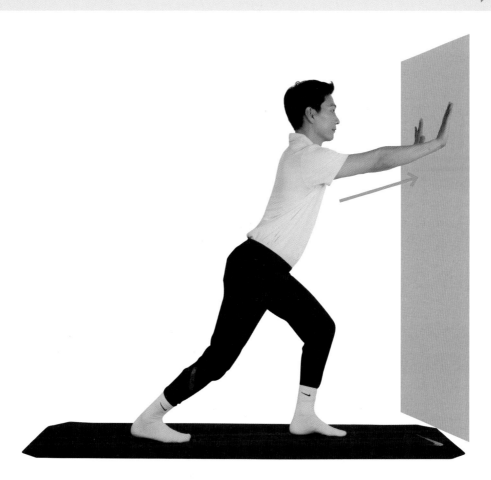

2 천천히 무릎을 구부리며 더 힘껏 벽을
밀어 준다.

Tip

• 무릎을 구부릴 때 발뒤꿈치로 바닥을 힘껏 눌러야 효과가 좋다.

발목 스트레칭 4

벽을 밀어내는 힘을 줄 때 발등을 펴면서 스트레칭하는 동작으로, 발등과 연결된 정강이까지 풀어 주는 스트레칭이다.

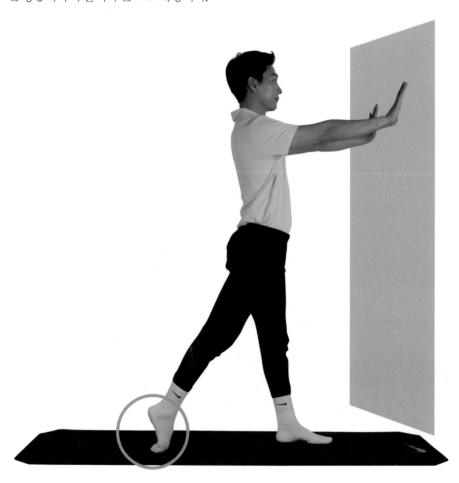

1 벽을 잡은 상태로 뒤쪽 다리의 발가락은
포인을 만들어 준다.

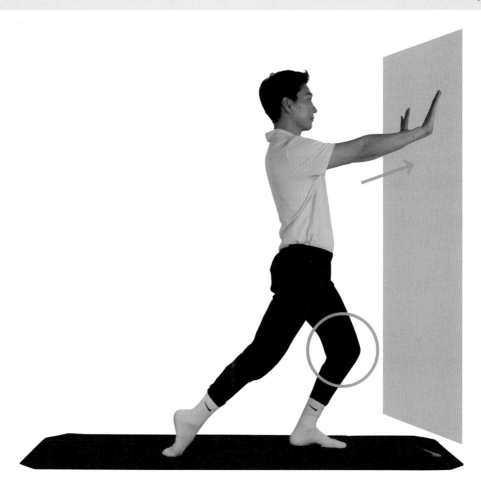

2 앞쪽 무릎을 구부리며 천천히 뒤쪽 발의
발등이 펴지도록 힘을 주어 밀어 준다.

Tip

• 앞쪽 다리의 무릎이 앞쪽으로 많이 나오면 다리를 조금 더 앞쪽으로 밀어 준다.

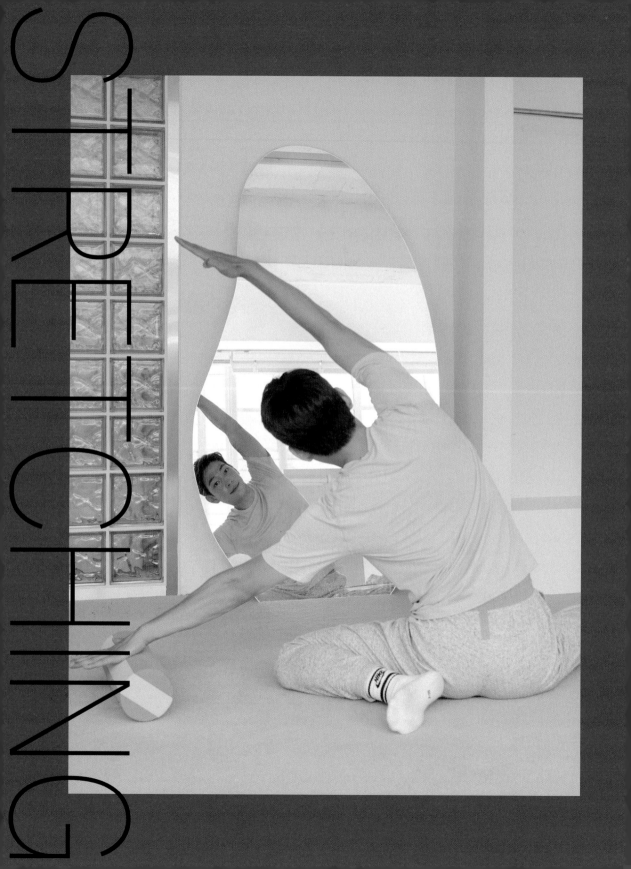

STRETCHING

03

몸의
균형을 맞추는
체형별
스트레칭

체형에 맞는 스트레칭

몸에 여러 관절이 있고, 그 관절마다의 불균형은 사람마다 상이하다. 자신의 체형에 맞는 스트레칭을 해야 올바른 체형을 가질 수 있고 올바른 체형은 구조적 원인의 통증을 없앨 수 있다. 현대인의 대표적인 불균형 체형 4가지를 알아보고, 자신의 체형이 어디에 속하는지 셀프 검사를 통해 본인에게 맞는 스트레칭을 해 보자.

대표적인 불균형 체형 4가지

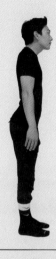

거북목 & 굽은 등 1
Lordotickyphotic posture

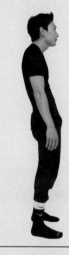

거북목 & 굽은 등 2
Sway back posture

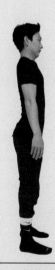

일자목 & 편평 등 1
Military posture

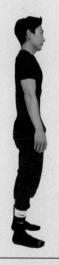

일자목 & 편평 등 2
Flat back posture

거북목 & 굽은 등 1
Lordotickyphotic posture

골반이 앞으로 기울고 허리가 과하게 꺾였으며 등이 과하게 튀어나왔다. 머리가 앞으로 내밀어져 있는 체형이며 외형적으로 배가 많이 나와 있다. 주로 사무직에서 가장 많이 관찰된다.

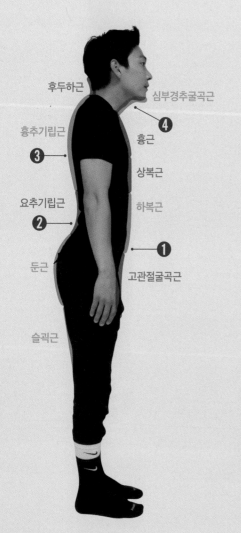

후두하근
흉추기립근
요추기립근
둔근
슬곡근

심부경추굴곡근
흉근
상복근
하복근
고관절굴곡근

셀프 측정

❶ 아랫배의 라인을 통해 골반이 앞으로 기울어져서 오리 엉덩이를 확인할 수 있다.

❷ 옆 모습을 보면 허리가 과하게 꺾여 있다.

❸ 옆 모습을 보면 등이 과하게 뒤로 튀어나와 보인다.

❹ 턱 밑 각도가 90도를 넘어서면서 목이 과하게 앞으로 나와 보인다.

짧아진 근육

후두하근(뒤통수밑근), 흉근(가슴근), 상복근(윗배근), 요추기립근(허리뼈세움근), 고관절굴곡근(엉덩관절 굽힘근)

늘어난 근육

심부경추굴곡근(깊은목굽힘근), 흉추기립근(등뼈세움근), 하복근(아랫배근), 둔근(볼기근), 슬곡근(넙다리뒤근)

SST 시퀀스

1 고관절굴곡근(엉덩관절 굽힘근)

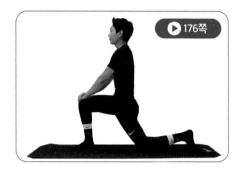
▶176쪽

2 요추기립근(허리뼈세움근)

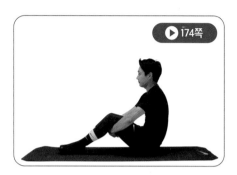
▶174쪽

3 상복근(윗배근)

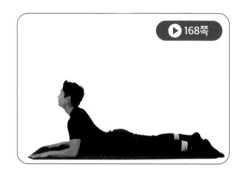
▶168쪽

4 흉근(가슴근)

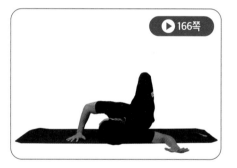
▶166쪽

5 후두하근(뒤통수밑근)

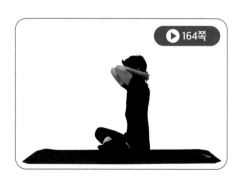
▶164쪽

거북목 & 굽은 등 2
Sway back posture

앞에서 설명한 체형과 비슷해 보이지만 골반이 뒤로 기울어진 채로 배를 앞으로 내밀고 있다는 차이점이 있다. 백화점이나 은행 등에서 오래 서 있는 직업이 근육을 쓰지 않고 관절을 잠근 상태로 편하게 서 있으려고 주로 하는 자세다. 엉덩이 근육을 거의 쓰이지 않는 체형이라 둔근의 단축과 약화가 동시에 발생하는 특징이 있다.

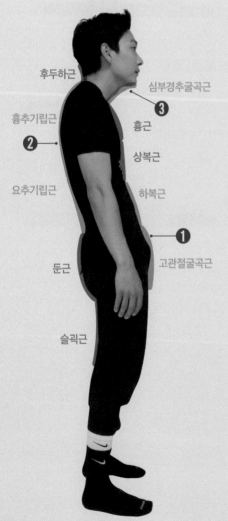

후두하근
심부경추굴곡근
③
흉추기립근
흉근
②
상복근
요추기립근
하복근
①
둔근
고관절굴곡근
슬곡근

셀프 측정

❶ 골반이 뒤로 기울어져서 배를 내밀고 있는 모습이며, 아랫배의 라인과 발목에서 시작하는 가상의 수직선을 그어 봤을 때 배가 앞으로 많이 나와 있는 것을 알 수 있다.

❷ 옆모습을 보면 등이 과하게 뒤로 튀어나와 보인다.

❸ 턱 밑 각도가 90도를 넘어서면서 목이 과하게 앞으로 나와 보인다.

짧아진 근육

후두하근(뒤통수밑근), 흉근(가슴근), 상복근(윗배근), 둔근(볼기근), 슬곡근(넙다리뒤근)

늘어난 근육

심부경추굴곡근(깊은목굽힘근), 흉추기립근(등뼈세움근), 요추기립근(허리뼈세움근), 하복근(아랫배근), 고관절굴곡근(엉덩관절 굽힘근)

SST 시퀀스

1-1 둔근(볼기근)

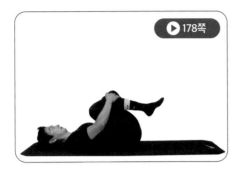
▶178쪽

1-2 둔근(볼기근)

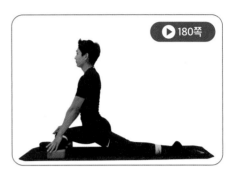
▶180쪽

2 슬괵근(넙다리뒤근)

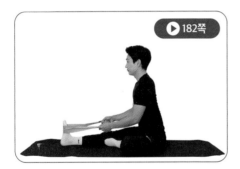
▶182쪽

3 상복근(윗배근)

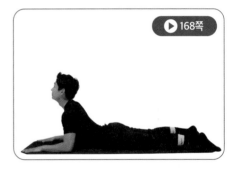
▶168쪽

4 흉근(가슴근)

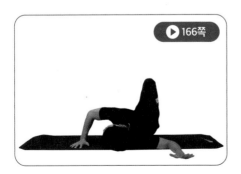
▶166쪽

5 후두하근(뒤통수밑근)

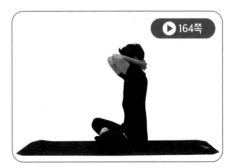
▶164쪽

일자목 & 편평 등 1
Military posture

골반이 앞으로 기울어 있고 허리가 과하게 꺾여 등과 목이 일자로 하늘을 향해 솟아 있는 체형이다. 유연성이 좋은 젊은 여성에게 가장 많이 보이는 체형이다.

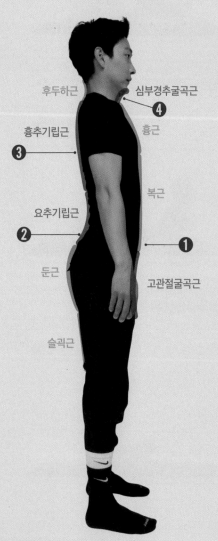

후두하근
심부경추굴곡근 ❹
흉추기립근
흉근
❸
요추기립근
복근
❷
❶
둔근
고관절굴곡근
슬괵근

셀프 측정

❶ 아랫배의 라인을 보면 골반이 앞으로 기울어져서 오리 엉덩이다.

❷ 옆 모습을 보면 허리가 과하게 꺾여 있다.

❸ 옆모습을 보면 날개뼈에 등이 가려져 있다.

❹ 턱 밑 각도가 90도이거나 90도보다 작은 투턱으로 목이 일자다.

짧아진 근육

심부경추굴곡근(깊은목굽힘근), 흉추기립근(등뼈세움근), 요추기립근(허리뼈세움근), 고관절굴곡근(엉덩관절 굽힘근)

늘어난 근육

후두하근(뒤통수밑근), 흉근(가슴근), 복근(배근), 둔근(볼기근), 슬괵근(넙다리뒤근)

156

SST 시퀀스

1 고관절굴곡근(엉덩관절 굽힘근)

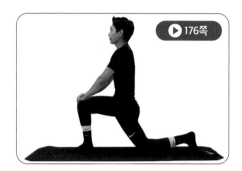

▶176쪽

2 요추기립근(허리뼈세움근)

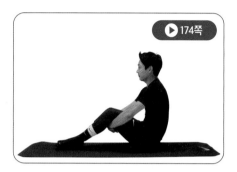

▶174쪽

3 흉추기립근(등뼈세움근)

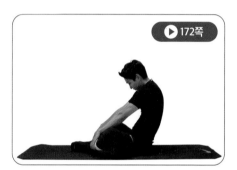

▶172쪽

4 심부경추굴곡근(깊은목굽힘근)

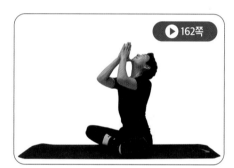

▶162쪽

일자목 & 편평 등 2
Flat back posture

허리부터 목까지 모든 척추가 일자로 솟아 있는 체형으로 자주 보이는 체형은 아니다. 척추에 커브가 없으면 관절에서 충격 흡수를 못해서 디스크와 같은 조직의 손상을 유발할 수 있다. 그래서 반드시 교정해야 한다.

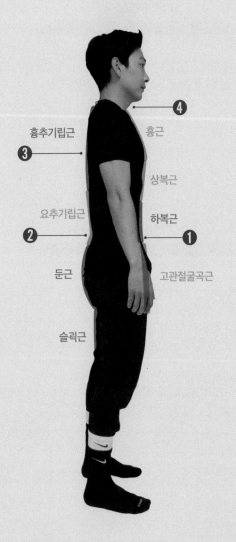

흉추기립근
흉근
③
상복근
요추기립근
하복근
②
①
둔근
고관절굴곡근
슬괵근
④

셀프 측정

❶ 아랫배의 라인으로 보면 골반이 뒤로 기울어져 있다.

❷ 옆모습을 보면 허리가 일자다.

❸ 옆모습을 보면 날개뼈에 등이 가려져 있다.

❹ 목이 일자거나 거북목으로 두 가지 유형 모두 나올 수 있다.

짧아진 근육

흉추기립근(등뼈세움근), 하복근(아랫배근), 둔근(볼기근), 슬괵근(넙다리뒤근)

늘어난 근육

흉근(가슴근), 요추기립근(허리뼈세움근), 상복근(윗배근), 고관절굴곡근(엉덩관절 굽힘근)

SST 시퀀스

1 둔근(볼기근)

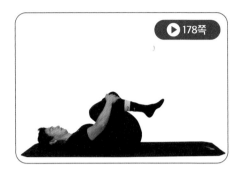
▶178쪽

2 슬괵근(넙다리뒤근)

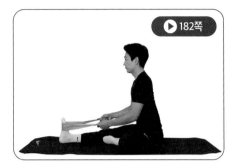
▶182쪽

3 하복근(아랫배근)

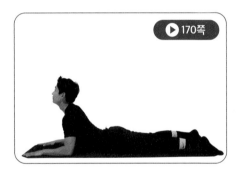
▶170쪽

4 흉추기립근(등뼈세움근)

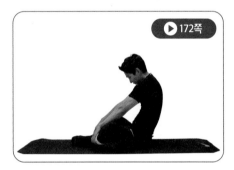
▶172쪽

5 일자목

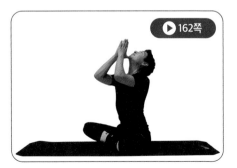
▶162쪽

거북목

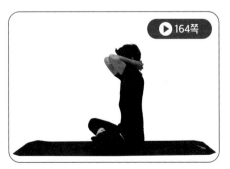
▶164쪽

★ 일자목인지 거북목인지 체크하여 본인에게 맞는 스트레칭을 진행한다.

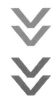

SST시퀀스

신장 근력 기법
(Stretching Strength Technique, SST)

신장 근력 기법은 근육의 수축력을 이용하여 근골격계 기능을 향상하고 통증을 감소시키기 위하여 고안된 연부조직 신장 기법으로, 신장 운동과 근력 운동을 통합하여 사용하는 테크닉이다. 한마디로 표현하면 짧아진 근육은 늘리고 늘어난 근육은 짧게 만드는 방법이다. SST의 순서는 신체의 중심부가 제자리를 잡아야 위, 아래의 관절도 제자리를 잡을 수 있기에 골반 주변부터 실시해야 한다. 신장 근력 기법은 세 단계로 나누어서 실시한다.

1단계 주동근의 등척성 수축(10초)
주동근은 늘리고자 하는 목표 근육을 의미한다. 이 단계에서는 주동근을 움직임 없이 10초 동안 수축시킨다. 이는 주동근의 활성화를 통해 근육의 이완을 촉진해 이후 스트레칭 단계에서의 효과를 극대화하기 위한 것이다.

2단계 주동근의 정적 수동 스트레칭(10초)
주동근의 수축 후 근육을 이완시키고 관절을 가능한 범위까지 움직여 10초 동안 정적 수동 스트레칭을 수행한다. 이 단계는 주동근이 이완된 상태에서 최대한의 길이로 늘어날 수 있도록 돕는다.

3단계 길항근 수축(10초)
마지막 단계에서는 주동근의 반대쪽에 있는 길항근을 10초 동안 수축시킨다. 길항근의 수축은 주동근의 이완을 촉진하며, 근육 길이의 회복을 도와준다. 이 단계는 주동근의 이완을 유지하면서도 길항근의 강화와 균형을 도모한다.

등척성 수축 단계에서 근육을 수축하기 전에 늘리고자 하는 근육이 늘어나는 느낌이 날 때까지 늘려 준 후 수축을 시작해야 한다. 수축하는 힘은 약한 힘부터 시작하여 천천히 통증이 없는 범위 안에서 최대치까지 늘려 준다. 이때 우리 몸의 그 어느 곳도 움직임이 허용되어선 안 된다. 1~3단계를 최소 3회에서 최대 5회 연속적으로 실시한다.

심부경추굴곡근
(깊은목굽힘근)

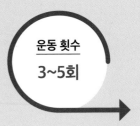

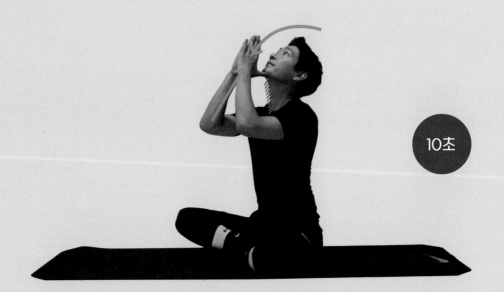

10초

① 등척성 수축

1-1 손바닥을 마주대고 엄지손가락으로 턱 아래를 받쳐 올려 목 앞쪽이 늘어나는 것을 느끼며 목을 최대한 뒤로 넘겨 준다. 이때 손과 턱이 서로 저항하며 움직임이 안 나오게 목 앞쪽에 힘을 준다.

1-2 머리를 원래 자리로 가져온다는 느낌으로 턱은 바닥 쪽으로 밀어 주고 엄지손가락은 턱이 움직이지 못하게 저항해 준다.

1-3 힘은 아주 약하게 주기 시작하여 10초 동안에 걸쳐 최대한 준다.

1-4 이때 실제로 머리가 움직이지 않고 그 상태로 유지되어야 한다.

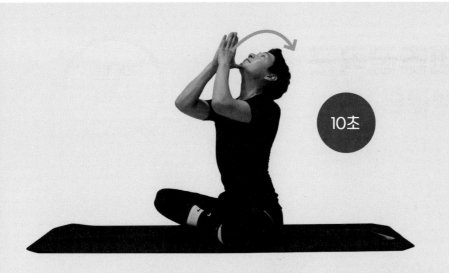

10초

② 정적 수동 스트레칭

2-1 턱을 내리던 힘을 풀고, 목 앞쪽이 늘어나는 것을 느끼며 엄지손가락으로 턱을 1cm 정도 더 들어 올려 준다.

2-2 목 앞쪽이 늘어나는 것을 느끼며 10초 동안 유지해 준다.

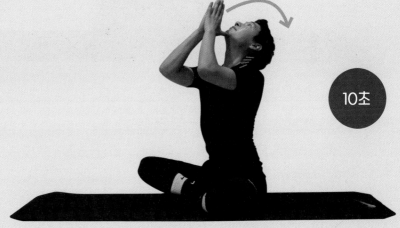

10초

③ 길항근 수축

3-1 손은 대고만 있고 목의 뒤쪽 근육을 수축하여 머리를 뒤로 10초 동안 넘겨 준다.

후두하근
(뒤통수밑근)

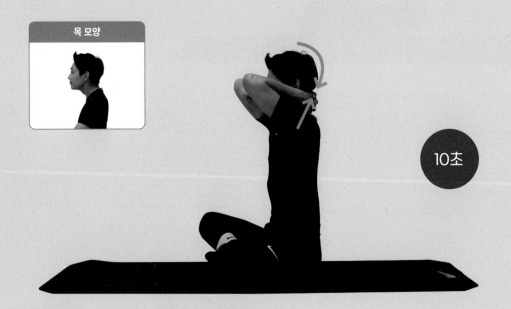

목 모양

10초

① 등척성 수축

1-1 뒤통수를 받쳐 준다는 느낌으로 목 뒤에서 깍지를 낀다.

1-2 목을 뒤로 밀어 주며 손날로 뒤통수 뼈를 하늘 방향으로 올려 준다.

1-3 턱을 내민다는 느낌으로 손날과 저항하며 10초 동안 힘을 준다.

1-4 이때 실제로 턱이 앞으로 움직이지 않고 그 상태로 유지되어야 한다.

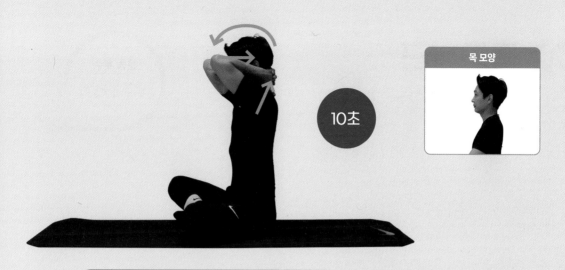

목 모양

10초

② 정적 수동 스트레칭

2-1 턱을 내밀던 힘을 풀고 목 뒤쪽이 늘어나는 것
을 느끼며 손날로 뒤통수 뼈를 하늘 방향으로
1cm 정도 밀어 준다.

2-2 밀어 준 상태에서 10초 동안 유지해 준다.

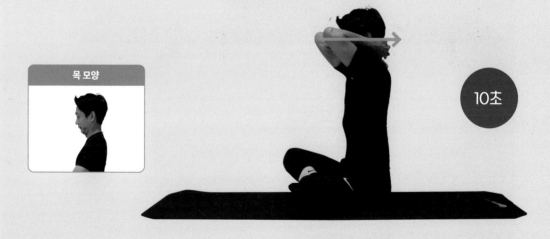

목 모양

10초

③ 길항근 수축

3-1 10초 동안 머리와 턱을 최대한 당겨 준다.

흉근
(가슴근)

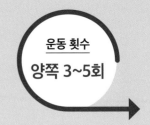
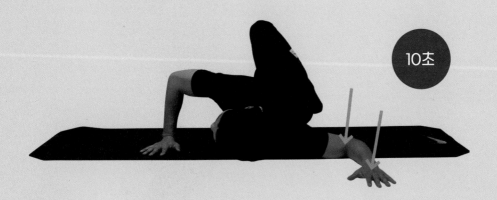

10초

① 등척성 수축

1-1 수직으로 세운 팔로 바닥을 밀어 몸을 회전시켜 가슴 근육이 최대한 늘어난 자세를 취해 준다.

1-2 반대 팔로 바닥을 누르며 늘어난 가슴 근육에 10초 동안 힘을 준다.

1-3 힘은 아주 약하게 주기 시작하여 10초에 걸쳐 최대한 준다.

1-4 이때 몸이 원래대로 돌아오지 않게 주의한다.

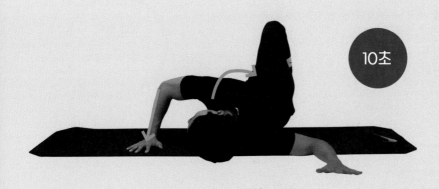

10초

② 정적 수동 스트레칭

2-1 바닥을 누르던 힘을 풀고 가슴 근육이 늘어나
는 것을 느끼며 수직으로 세운 팔로 바닥을 다
시 한 번 밀어 준다.

2-2 밀어 준 상태에서 10초 동안 유지해 준다.

정면

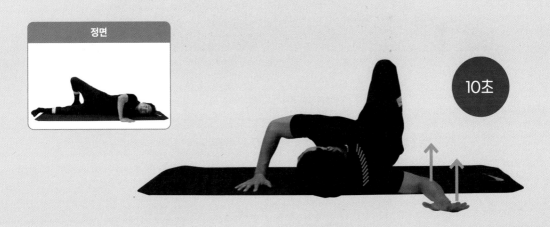

10초

③ 길항근 수축

3-1 바닥을 누른 팔을 하늘로 띄운다는 생각으로
10초 동안 날개뼈와 척추 사이에 힘을 최대로
준다.

167

상복근
(윗배근)

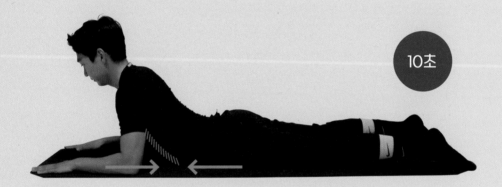

10초

① 등척성 수축

1-1 엎드린 자세에서 팔꿈치로 바닥을 대고 상체를 들어 올려 배 위쪽이 당기게 만들어 준다.

1-2 바닥에 닿아 있는 팔꿈치와 골반 앞쪽이 서로 당겨지게끔 힘을 주며 10초 동안 복부에 힘을 준다.

1-3 힘은 아주 약하게 주기 시작하여 10초에 걸쳐 최대한 준다.

1-4 이때 실제로 움직임은 일어나지 않고 복부의 수축감만 느껴져야 한다.

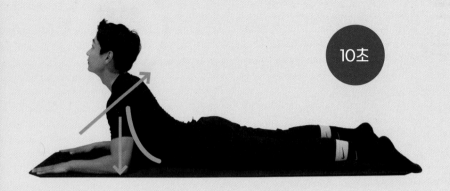

10초

② 정적 수동 스트레칭

2-1 복부의 힘을 풀고 윗배가 늘어나는 것을 느끼
며 팔꿈치로 바닥을 밀어 상체를 더 들어 올
린다.

2-2 들어 올린 상태에서 10초 동안 유지해 준다.

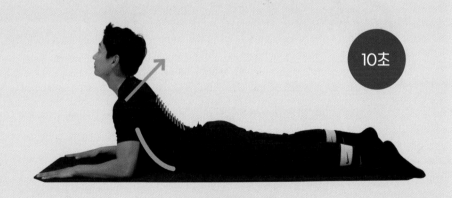

10초

③ 길항근 수축

3-1 팔의 힘을 최대한 빼고 등의 힘만으로 상체를
10초 동안 더 들어 올려 준다.

>> 하복근
(아랫배근)

운동 횟수
3~5회

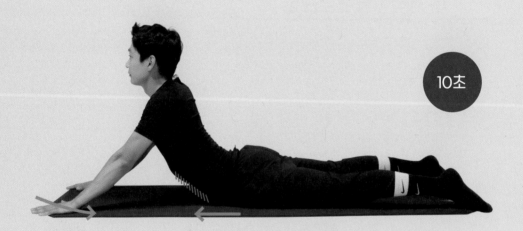

10초

① 등척성 수축

1-1 엎드린 자세에서 손바닥으로 바닥을 밀며 상체를 들어 올려 배 아래쪽이 당기게 만들어 준다.

1-2 손바닥과 골반 앞쪽이 서로 당겨지게끔 힘을 주며 10초 동안 복부에 힘을 준다.

1-3 힘은 아주 약하게 주기 시작하여 10초에 걸쳐 최대한 준다.

1-4 이때 실제로 움직임은 일어나지 않고 복부의 수축감만 느껴져야 한다.

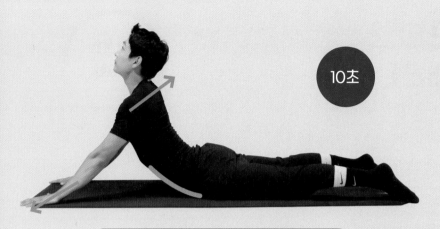

10초

② 정적 수동 스트레칭

2-1 복부에 힘을 풀고 하복부가 늘어나는 것을 느끼며 손바닥으로 바닥을 밀어 상체를 더 들어올린다.

2-2 들어 올린 상태에서 10초 동안 유지해 준다.

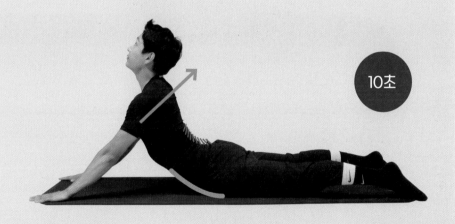

10초

③ 길항근 수축

3-1 팔의 힘을 최대한 빼고 허리의 힘만으로 상체를 10초 동안 더 들어 올린다.

흉추기립근
(등뼈세움근)

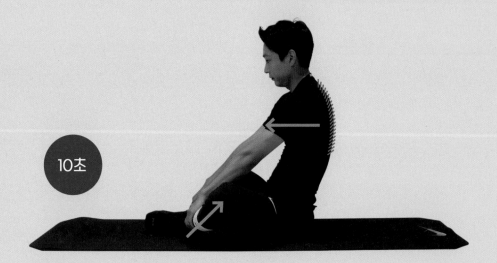

10초

① 등척성 수축

1-1 발바닥을 마주대고 앉아 발목을 잡고 체중을 뒤로 약간 보내면서 등을 뒤로 최대한 볼록하게 내밀어 준다.

1-2 발목은 몸 쪽으로 잡아당기고, 가슴을 내미는 상상을 하며 등에 힘을 준다.

1-3 이때 실제로 등은 움직이지 않고 그 상태로 등에 힘만 들어가야 한다.

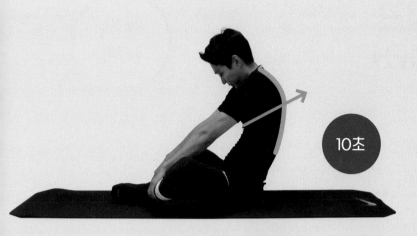

10초

② 정적 수동 스트레칭

2-1 가슴을 내밀려는 힘을 풀고 등을 뒤로 더 볼록
하게 내밀어 준다.

2-2 그 상태로 10초 동안 유지해 준다.

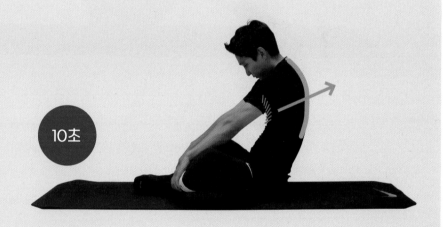

10초

③ 길항근 수축

3-1 등을 뒤로 더 내민다는 생각으로 10초 동안 가
슴과 복부에 힘을 최대로 주어 몸을 말아 준다.

요추기립근
(허리뼈세움근)

10초

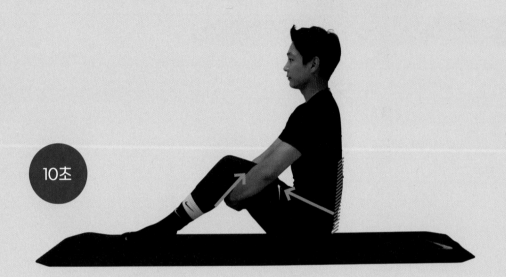

① 등척성 수축

1-1 무릎 뒤를 끌어안고 앉은 자세에서 허리를 뒤로 볼록하게 내밀어
준다.

1-2 허벅지는 몸 쪽으로 잡아당기고, 배를 내민다는 상상을 하며 허
리에 힘을 준다.

1-3 이때 실제로 허리는 움직이지 않고 그 상태로 허리에 힘만 들어
가야 한다.

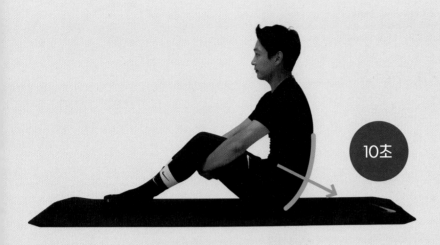

10초

② 정적 수동 스트레칭

2-1 배를 내밀려는 힘을 풀고 허리를 뒤로 더 볼록
하게 내밀어 준다.

2-2 그 상태로 10초 동안 유지해 준다.

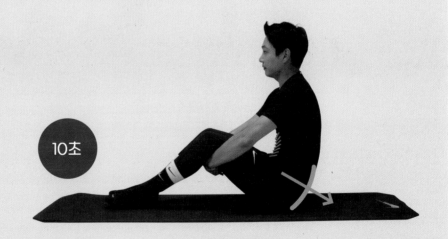

10초

③ 길항근 수축

3-1 허리를 더 내민다는 생각으로 10초 동안 복부
에 힘을 최대로 주며 허리를 말아 준다.

고관절굴곡근
(엉덩관절 굽힘근)

운동 횟수
양쪽 3~5회

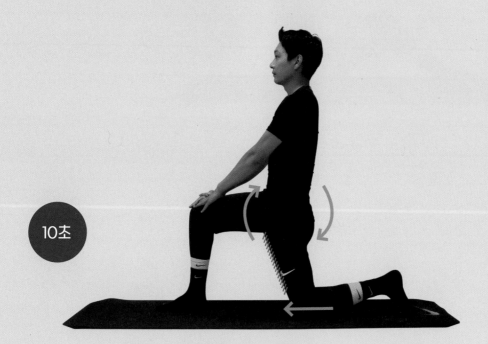

10초

① 등척성 수축

1-1 런지 자세에서 복부와 엉덩이에 힘을 주어 골반을 뒤로 기울여
준다.

1-2 뒤에 있는 다리를 앞으로 당겨준다는 느낌으로 바닥과 저항하여
10초 동안 힘을 준다.

1-3 힘은 아주 약하게 주기 시작하여 10초에 걸쳐 최대한 준다.

1-4 이때 실제로 다리가 앞으로 움직이지 않고 그 상태로 유지되어야
한다.

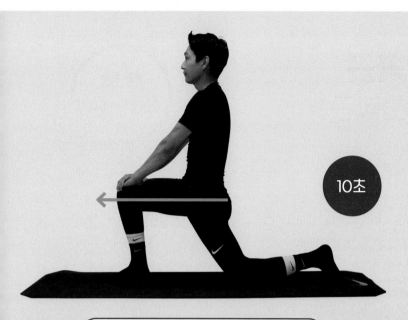

10초

② 정적 수동 스트레칭

2-1 뒷다리를 당겨오던 힘을 풀고, 뒷다리의
앞쪽이 늘어나는 것을 느끼며 앞쪽 무릎
을 앞으로 1cm 정도 밀어 준다.

2-2 밀어 준 상태에서 10초 동안 유지해 준다.

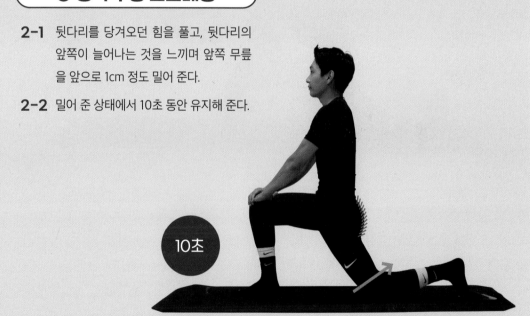

10초

③ 길항근 수축

3-1 뒷다리를 뒤로 들어 올린다는 생각으로
10초 동안 엉덩이에 힘을 최대로 준다.

둔근
(볼기근)

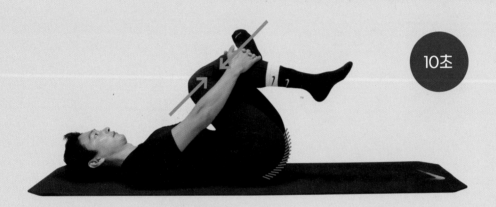

10초

① 등척성 수축

1-1 바로 누워 다리를 꼰 상태로 무릎을 끌어안아 가슴 쪽으로 당겨 준다.

1-2 가능하면 무릎 앞을 잡고 힘들면 허벅지 뒤를 잡아 준다.

1-3 엉덩이가 늘어나는 느낌이 들면 10초 동안 다리는 펴는 힘을 주 고 손은 다리를 잡아당기는 힘을 준다.

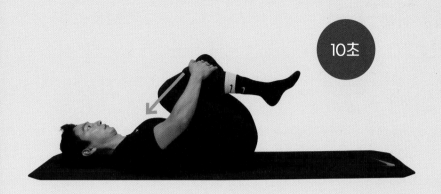

10초

② 정적 수동 스트레칭

2-1 다리 펴던 힘을 풀고 양손으로 무릎을 잡고 가슴 쪽으로 1cm 정도 더 당겨 준다.

2-2 엉덩이가 늘어나는 것을 느끼며 10초 동안 유지한다.

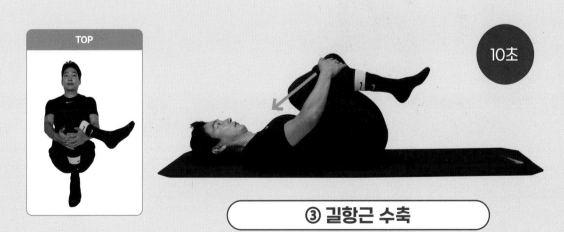

TOP

10초

③ 길항근 수축

3-1 손은 다리가 펴지지 못하게 막아 주는 역할만 하고 다리의 힘으로 무릎을 가슴에 최대한 붙이려고 하며 10초 동안 힘을 준다.

둔근(볼기근)

거북목 & 굽은 등 2 일명 Sway back 체형에서 둔근은 짧아지며 약화가 심하면 늘여 주며 강화시키는 신장성 스트레칭을 3~5회 추가로 적용해 주면 좋다. 앞으로 뻗은 다리로 바닥을 눌러 버티는 힘을 주며 엉덩이를 10초 동안 천천히 아래로 내린다.

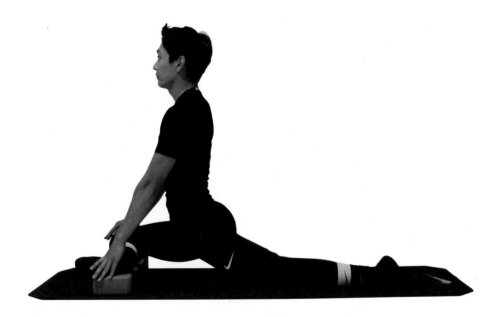

1 한쪽 다리를 ㄱ자로 만들어 요가블록에 올려 준다. 요가블록 위의 자세가 힘들다면 소파나 침대와 같이 턱이 높은 곳에서 먼저 실시해도 좋다.

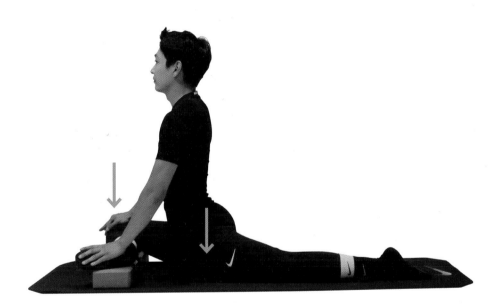

2 엉덩이가 늘어나는 지점까지 골반을 내려 준다. 앞쪽 다리로 바닥을 강하게 누름과 동시에 골반을 바닥 쪽으로 10초 동안 천천히 내려 준다.

슬괵근
(넙다리뒤근)

운동 횟수
양쪽 3~5회

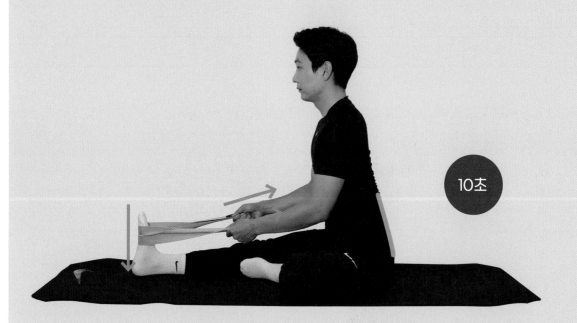

10초

① 등척성 수축

1-1 한쪽 다리를 뻗고 앉아서 발바닥에 벨트를 걸고 잡아당기며 허리를 세워 허벅지 뒤쪽이 늘어나는 자세를 만들어 준다.

1-2 벨트를 건 발로 바닥을 10초 동안 눌러 준다.

1-3 힘은 아주 약하게 주기 시작하여 10초에 걸쳐 최대한 준다.

1-4 이때 무릎이 구부러지거나 허리가 굽으면 안 된다.

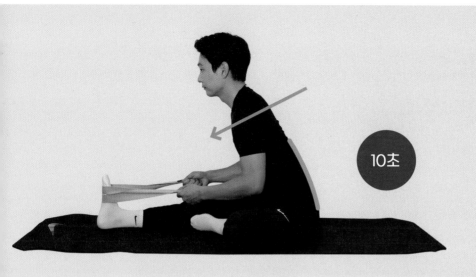

10초

② 정적 수동 스트레칭

2-1 바닥 누르던 힘을 풀고 허리를 세운 상태로
배를 앞으로 내밀며 상체를 1cm 정도 더 숙여
준다.

2-2 그 상태를 10초 동안 유지해 준다.

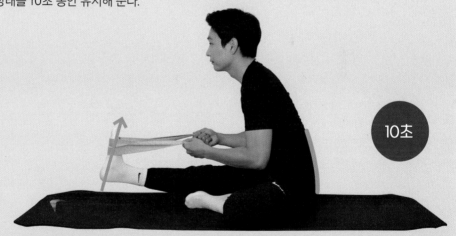

10초

③ 길항근 수축

3-1 다리를 뻗은 상태를 유지하며 하늘 방향으로
들어 올리는 힘을 10초 동안 최대로 준다.

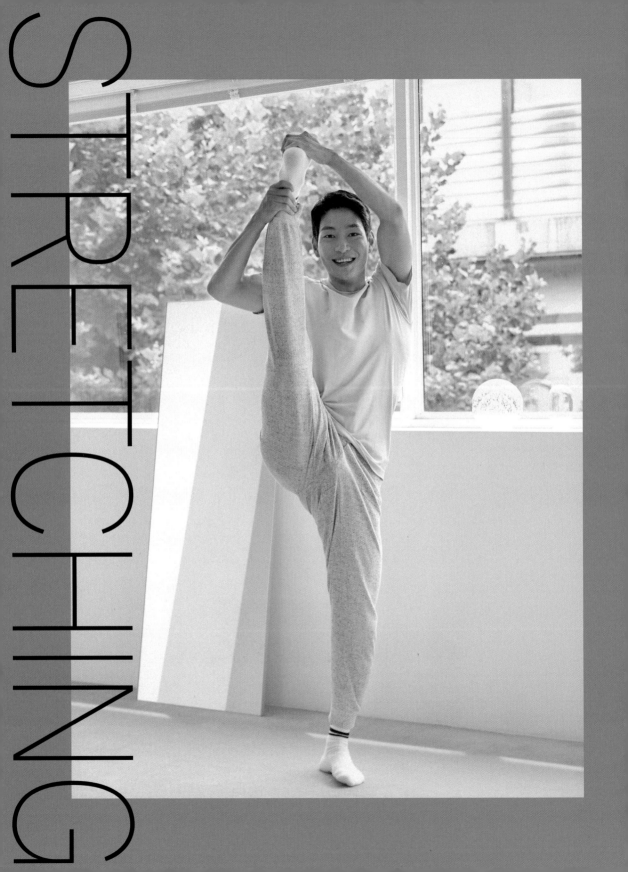

STRETCHING

04

부상 방지!

가동성과
유연성을
키우는
스트레칭

관절별 가동성 스트레칭

　단축된 근육을 늘리고 늘어난 근육을 짧게 만들어 교정된 체형을 회복했다면 이는 단지 시작일 뿐이다. 올바른 체형을 유지하는 것만으로는 충분하지 않다는 것이다. 정상적인 체형에서 관절이 건강하게 기능할 수 있도록 하려면 관절 가동성 훈련을 통해 유연성과 힘을 길러 관절의 기능을 최적화해야 한다.

　예를 들어 말린 어깨를 스트레칭으로 정상적인 위치로 되돌렸더라도, 오랫동안 단축되었던 가슴 근육과 늘어나 있던 등 뒤의 근육들은 길이만 정상적으로 돌아왔을 뿐 새로 변화된 길이에서 제대로 된 힘을 발휘하지 못해 올바른 기능을 수행할 수 없다. 따라서 이러한 근육들이 적절하게 작동하도록 유연성과 근력을 함께 향상시키는 훈련이 필요하다.

　모든 관절을 동시에 훈련할 수는 없기에 우리는 몸의 중심 기둥 역할을 하는 척추, 상지의 기초가 되는 어깨관절, 하지의 기초가 되는 엉덩관절을 중심으로 훈련을 나누어 진행할 것이다. 세 부위를 집중적으로 훈련하다 보면 훈련을 수행하는 동안 전신 관절의 가동성이 자연스럽게 향상될 것이다.

　이러한 접근 방식을 통해 체형과 관절 건강을 종합적으로 개선함으로써 더 나은 신체 기능과 건강을 달성할 수 있다.

Circuit Joying 1

코어 강화와 균형 능력 향상을 위한
엉덩관절 6개 동작

엉덩관절은 굽힘, 폄, 벌림, 모음, 바깥돌림, 안쪽돌림 총 6개의 움직임이 나온다. 골반의 비정상적인 체형을 만들거나 기능적인 문제를 주로 일으키는 굽힘과 폄에 집중적으로 훈련할 예정이다.

Circuit Joying 1의 주목적은 엉덩관절의 굽힘 증가 훈련이다. 엉덩관절을 제외한 다른 부위는 중립 상태를 유지한 채 엉덩관절 굽힘 능동 끝 범위까지 수축과 이완을 반복하면 코어 강화와 균형 능력 향상은 물론 엉덩관절 굽힘근의 힘이 증가한다.

이 과정에서 엉덩관절 폄근인 볼기근과 넙다리뒤근의 이완도 유도된다. 또한 반복적인 엉덩관절 굽힘과 폄은 관절의 윤활액 분비를 촉진시키고 관절 주변 연부조직의 유연성을 향상시켜 준다.

Circuit Joying 1-1

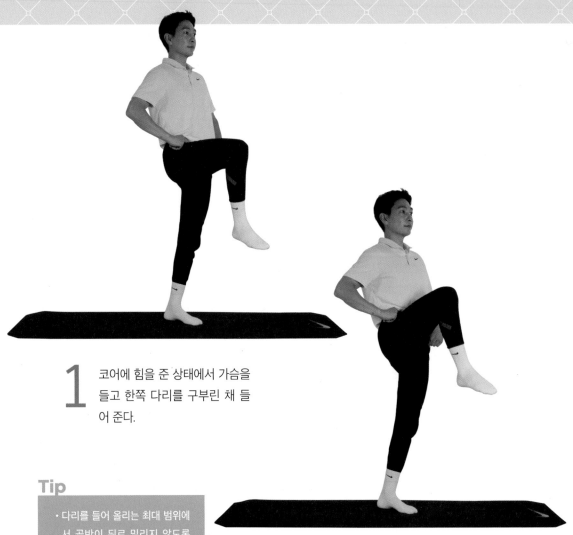

1 코어에 힘을 준 상태에서 가슴을
들고 한쪽 다리를 구부린 채 들
어 준다.

Tip

- 다리를 들어 올리는 최대 범위에
  서 골반이 뒤로 밀리지 않도록
  버텨 준다.
- 들어 올린 다리와 바닥을 누르는
  다리가 서로 반대 방향으로 향하
  도록 최대한 힘을 준다.
- 스틱이나 벽을 잡고 해도 된다.

2 코로 천천히 호흡을 내쉬며 다리를 최대
한 천천히 가능한 범위까지 올려 준다.
이때 상체가 무너지지 않도록 신경 쓰고
무릎은 계속 들어 준다.

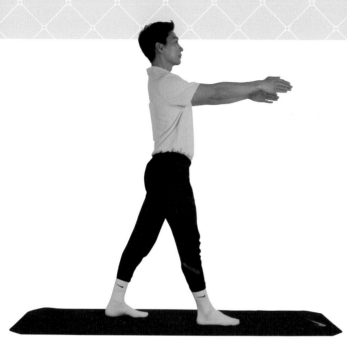

1 양손을 앞으로 뻗고, 양발을 어깨 너비만큼 앞뒤로 벌린 상태에서 체중을 앞발과 뒷발에 5:5로 균등 하게 분배하여 선다.

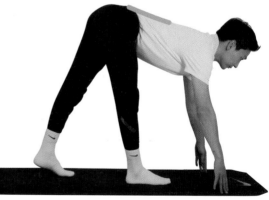

Tip

- 등이 굽으면 효과가 떨어지기에 등이 굽지 않는 구간까지만 내려 간다.
- 내려간 상태에서 뒤쪽 다리의 누 르는 힘은 20%, 앞쪽 다리의 누 르는 힘은 80%로 만들어 준다.

2 중심을 앞다리로 옮기면서 등이 굽어지지 않을 정도까지 상체를 숙여 뒷다리의 늘어 남을 느낀다. 다시 천천히 상체를 들어 처 음 자세로 돌아온다.

189

Circuit Joying 1-3

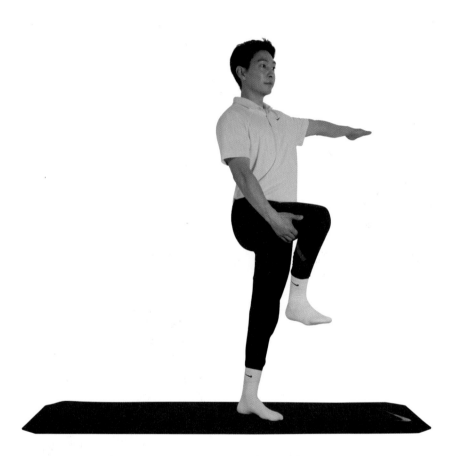

1 한쪽 손으로 구부려 올린 다리의 허벅지를 잡고 다른 쪽 팔은 옆으로 뻗어 준다.

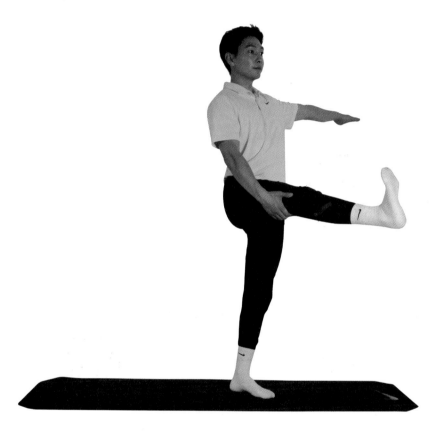

2 호흡을 내쉬며 구부린 다리의 무릎을
천천히 펴 준다.

Tip

- 허벅지를 잡은 손은 다리가 아래로 떨어지지 않도록만 잡아 준다.
- 무릎을 펴는 동작에서는 가능한 범위까지만 펴 주며 펴는 힘을 길러 준다.
- 등, 허리는 곧게 뻗은 상태를 계속 유지한다.
- 스틱이나 벽을 잡고 해도 된다.

Circuit Joying 1-4

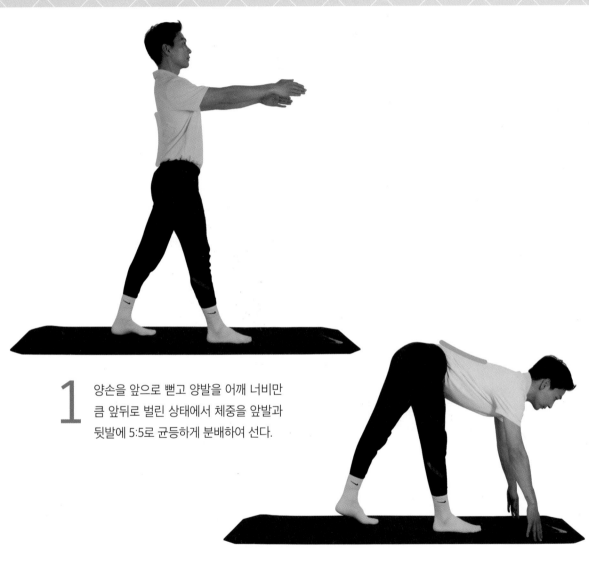

1 양손을 앞으로 뻗고 양발을 어깨 너비만
큼 앞뒤로 벌린 상태에서 체중을 앞발과
뒷발에 5:5로 균등하게 분배하여 선다.

2 중심을 앞다리로 옮기면서 등이 굽어지
지 않을 정도까지 상체를 숙여 뒷다리의
늘어남을 느낀다.

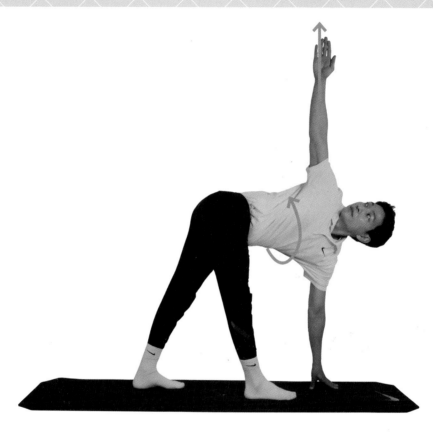

3 호흡을 내쉬며 앞발의 반대쪽 손으로 바
닥을 짚고 몸통을 회전하여 다른 쪽 손을
하늘로 뻗어 준다.

Tip

• 등이 굽으면 효과가 떨어지기에 등이 굽지 않는 구간까지만 내려간다.
• 내려간 상태에서 뒤쪽 다리의 누르는 힘은 20%, 앞쪽 다리의 누르는 힘은 80%로 만들어 준다.
• 몸통이 회전해도 골반은 중립을 유지한다.

Circuit Joying 1-5

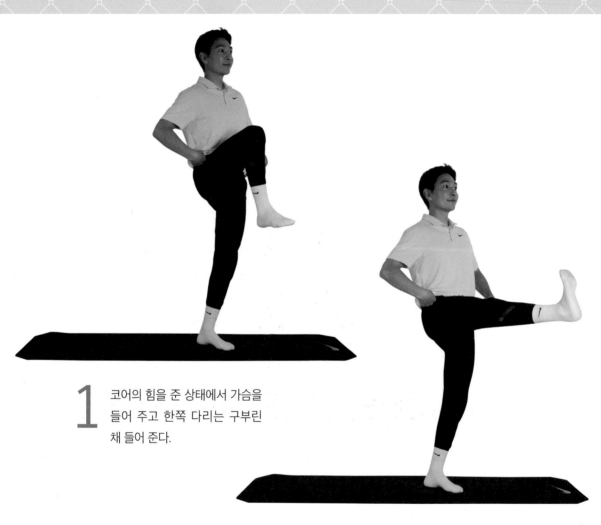

1 코어의 힘을 준 상태에서 가슴을 들어 주고 한쪽 다리는 구부린 채 들어 준다.

2 코로 천천히 호흡을 내쉬며 다리를 최대한 천천히 가능한 범위까지 올리고 무릎을 펴 준다. 이때 상체가 무너지지 않도록 신경 쓴다.

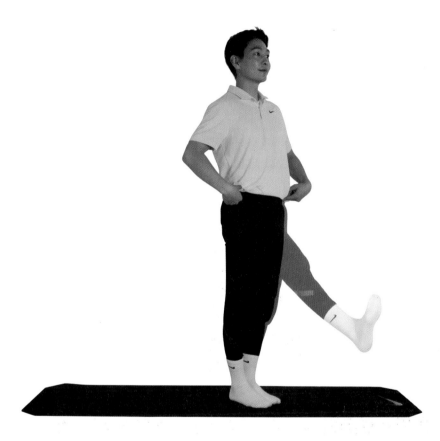

3 무릎은 계속 펴 주는 힘을 유지하며
다리를 천천히 내려 준다.

Tip

- 다리를 들어 올리는 최대 범위에서 골반이 뒤로 밀리지 않도록 버텨 준다.
- 다리를 들어 올리면서 바닥을 누르는 다리와 올리는 다리가 서로 반대 방향으로 최대한 힘을 준다.
- 무릎을 펴는 구간에서 천천히 진행한다.
- 스틱이나 벽을 잡고 해도 된다.

Circuit Joying 1-6

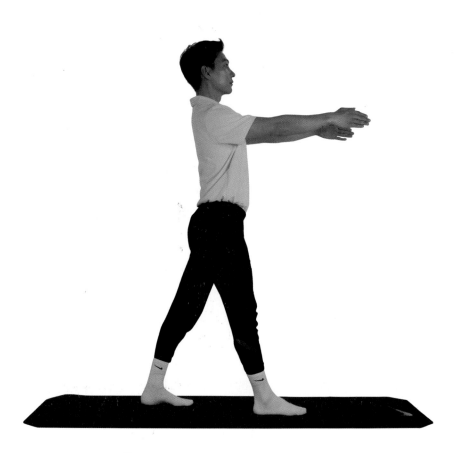

1 양손을 앞으로 뻗고, 양발을 어깨 너비
만큼 앞뒤로 벌린 상태에서 체중을 앞
발과 뒷발에 5:5로 균등하게 분배하여
선다.

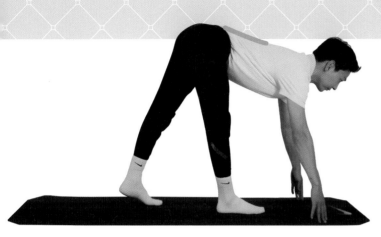

2 중심을 앞다리로 옮기면서 등이 굽어
지지 않을 정도까지 상체를 숙여 뒷다
리의 늘어남을 느낀다.

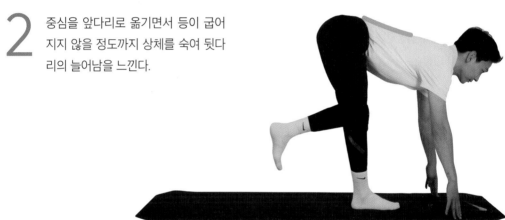

3 뒤쪽 다리를 구부려 앞쪽 다리의 옆쪽
까지 천천히 무릎을 가져왔다가 다시
천천히 내려 준다.

Tip

- 등이 굽으면 효과가 떨어지기에 등이 굽지 않는 구간까지만 내려간다.
- 내려간 상태에서 뒤쪽 다리의 바닥을 누르는 힘은 20%, 앞쪽 다리의 바닥을 누르는 힘은 80%로 만
  들어 준다.
- 골반은 앞쪽으로 말아 준 것을 유지하며 최대한 중립을 유지한다.

Circuit Joying 2

유연성을 향상시키는
엉덩관절 6개 동작

Circuit Joying 2의 주목적은 엉덩관절 굽힘 증가와 동시에 폄을 증가시키는 훈련이다. 엉덩관절을 제외한 신체 부위의 중립을 유지한 상태로 엉덩관절 굽힘근과 폄근의 수축과 이완을 반복하여 움직임의 범위를 확장하고 관절 주변 근육의 힘과 유연성을 향상시키는 데 도움을 준다.

Circuit Joying 2-1

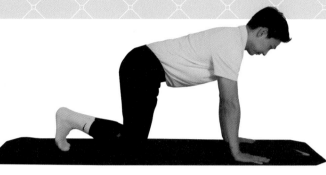

1 골반 아래 양 무릎을 모으고 어깨 아래 양손으로 바닥을 눌러 준다.

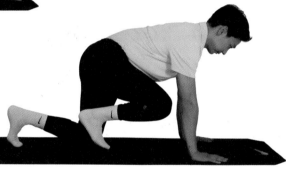

2 호흡을 마시며 명치 쪽으로 한쪽 무릎을 최대한 당겨 준다.

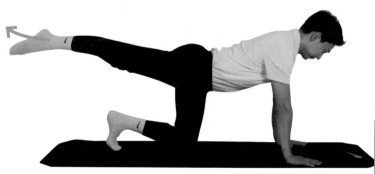

3 호흡을 내쉬며 발끝을 어깨와 최대한 멀어지도록 밀어 준다.

Tip

• 코어의 힘이 풀리지 않도록 힘을 준 상태로 진행한다.
• 등은 말리지 않고 허리도 움직이지 않도록 신경 쓰며 천천히 동작을 진행한다.

199

Circuit Joying 2-2

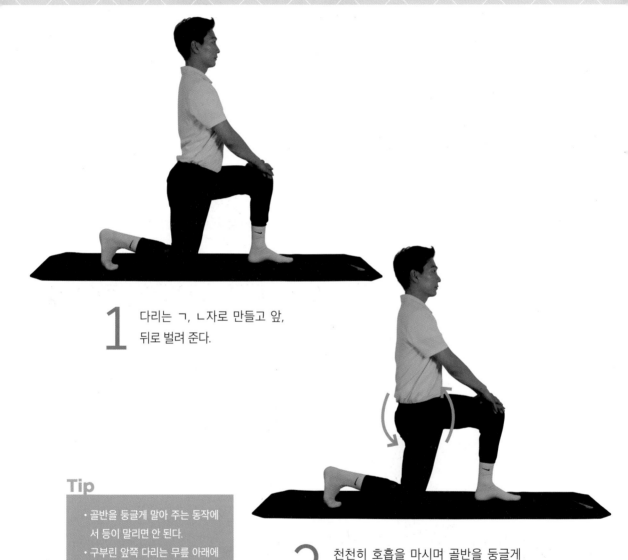

1 다리는 ㄱ, ㄴ자로 만들고 앞,
뒤로 벌려 준다.

2 천천히 호흡을 마시며 골반을 둥글게
말았다가 호흡을 내쉬며 천천히 처음
자세로 돌아간다.

Circuit Joying 2-3

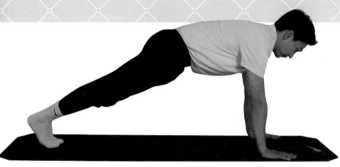

1 바닥에 팔굽혀 펴기 자세로 엎드려
코어에 힘을 주고 골반은 중립을
만들어 준다.

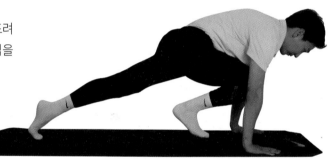

2 천천히 호흡을 내쉬며 무릎을 가슴
쪽으로 최대 범위까지 당겨 준다.

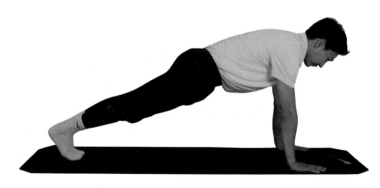

3 호흡을 마시며 몸이 흔들리지 않도
록 천천히 원래 자세로 돌아온다.

Tip

- 무릎을 가지고 오는 동작에서
  등이 말리지 않도록 신경 쓴다.
- 손목이 아프면 횟수를 줄여서
  동작의 움직임에 집중한다.

Circuit Joying 2-4

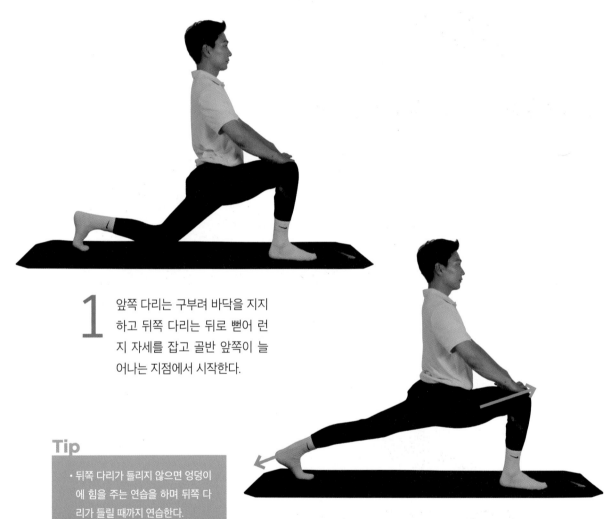

1 앞쪽 다리는 구부려 바닥을 지지
하고 뒤쪽 다리는 뒤로 뻗어 런
지 자세를 잡고 골반 앞쪽이 늘
어나는 지점에서 시작한다.

Tip

- 뒤쪽 다리가 들리지 않으면 엉덩이
  에 힘을 주는 연습을 하며 뒤쪽 다
  리가 들릴 때까지 연습한다.
- 상체는 뒤로 넘어가지 않고 중심을
  잘 잡아 준 상태로 한다.
- 앞쪽 무릎과 뒤쪽 발뒤꿈치가 서로
  줄다리기하는 느낌으로 연습한다.

2 천천히 호흡을 내쉬며 뒤쪽 다리로
바닥을 밀어내며 무릎을 펴 준다. 다
시 호흡을 마시며 시작 자세로 돌아
온다.

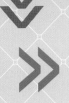

Circuit Joying 2-5

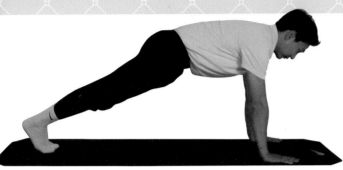

1 바닥에 팔굽혀 펴기 자세로 엎드려 코어에 힘을 주고 골반은 중립을 만들어 준다.

2 천천히 호흡을 내쉬며 무릎을 가슴 쪽으로 최대 범위까지 당겨 준다.

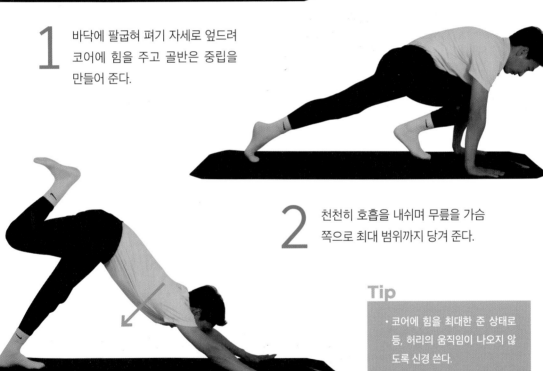

3 호흡을 마시며 당겨온 다리를 뒤로 보내 들어 주고 가슴을 허벅지 쪽으로 꾹 눌러 준다.

Tip

- 코어에 힘을 최대한 준 상태로 등, 허리의 움직임이 나오지 않도록 신경 쓴다.
- 뒤쪽 발의 버텨 주는 힘과 바닥을 밀어 주는 힘을 최대로 주며 몸을 A자로 만들어 준다.
- 들고 있는 다리를 가능한 위로 더 밀어 준다.

» Circuit Joying 2-6

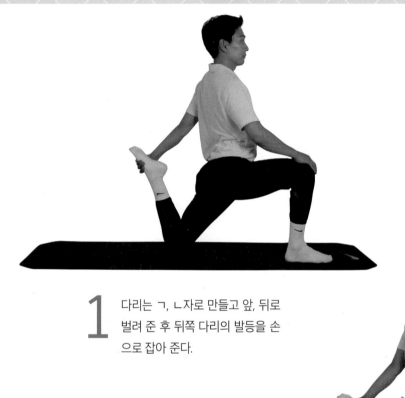

1 다리는 ㄱ, ㄴ자로 만들고 앞, 뒤로
벌려 준 후 뒤쪽 다리의 발등을 손
으로 잡아 준다.

Tip

- 골반을 둥글게 말아 주되 등이
  말리면 안 된다.
- 구부린 앞쪽 다리는 무릎 아래
  에 복숭아뼈가 오도록 위치시
  킨다.
- 동작이 수월하면 벌리는 범위
  를 넓혀 준다.

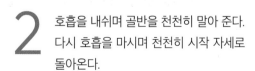

2 호흡을 내쉬며 골반을 천천히 말아 준다.
다시 호흡을 마시며 천천히 시작 자세로
돌아온다.

Circuit Joying 3

어깨의 능동적인 힘을 증가시키는
어깨관절 6개 동작

어깨관절은 굽힘, 폄, 벌림, 모음, 바깥돌림, 안쪽돌림 총 6개의 움직임이 나온다. 다른 관절보다 움직임의 범위가 넓고 안정성이 떨어지기 때문에 가동성 훈련을 보다 주의 집중하여 실시해야 한다. 너무 강한 힘으로 실시하면 통증이 발생하기 쉬우므로 통증이 없는 선에서 천천히 따라 하길 권장한다.

Circuit Joying 3은 어깨관절의 모든 움직임을 능동적인 힘으로 증가시키는 훈련이다. 팔뼈와 날개뼈를 함께 협동적으로 움직이며 손끝을 뻗어내는 힘에 집중하며 내 어깨관절의 끝 범위가 점점 확장되는 것을 느끼며 해 보자.

Circuit Joying 3-1

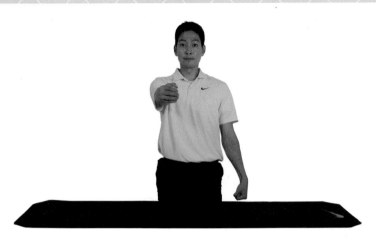

1 편하게 앉은 상태에서 한쪽 손은
바닥을 눌러 준다.

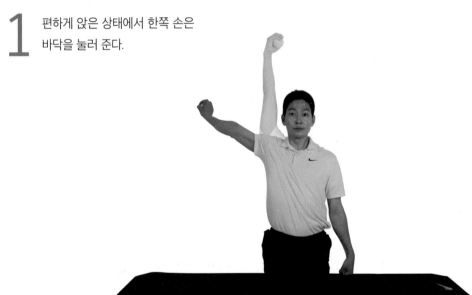

2 마사지볼을 잡은 손을 천천히 내 몸과
멀어지게 하며 원을 그려 준다.

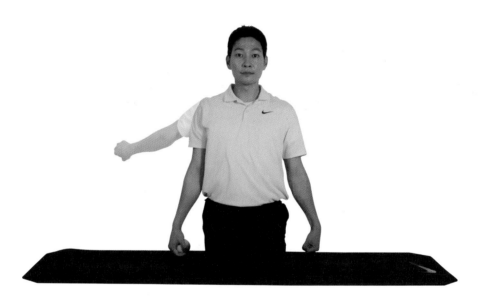

3 가슴과 골반은 움직이지 않고 최대한
   정면을 바라보며 천천히 진행한다.

Tip

- 빠르게 움직이기보다 천천히 어깨관절의 움직임을 체크한다.
- 가슴, 골반은 절대로 돌아가지 않도록 바닥을 누르는 손은 최대한 바닥을 눌러 준다.

» Circuit Joying 3-2

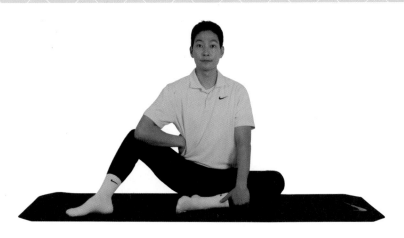

1 편하게 앉은 상태에서 한쪽 무릎을
세워 같은 쪽 팔의 팔꿈치를 올려
준다.

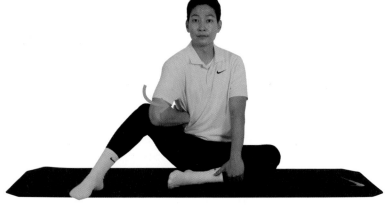

2 천천히 호흡을 내쉬며 무릎을 안쪽으로
천천히 모아 준다. 천천히 호흡을 마시
며 처음 자세로 돌아온다.

Tip

• 날개뼈 안쪽이 늘어나는 느
낌을 느끼며 천천히 모아 주
는 연습이 필요하다.
• 반대쪽 손은 바닥으로 눌러
준다.

Circuit Joying 3-3

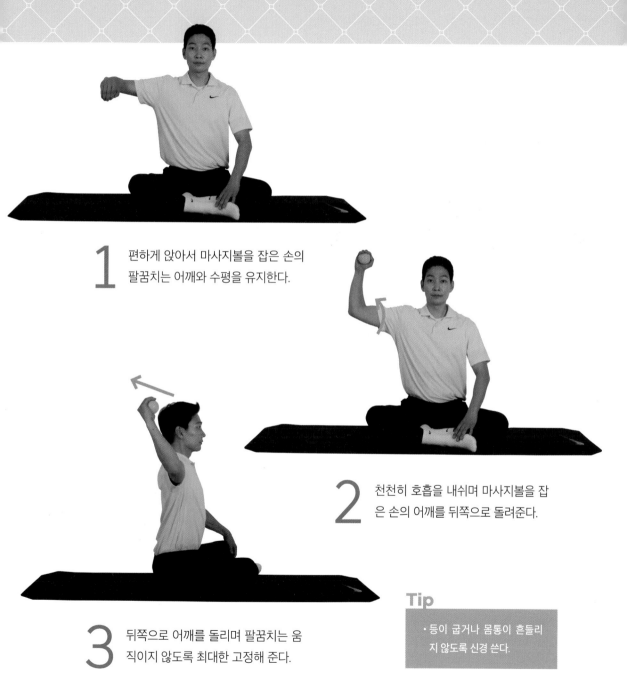

1 편하게 앉아서 마사지볼을 잡은 손의
팔꿈치는 어깨와 수평을 유지한다.

2 천천히 호흡을 내쉬며 마사지볼을 잡
은 손의 어깨를 뒤쪽으로 돌려준다.

3 뒤쪽으로 어깨를 돌리며 팔꿈치는 움
직이지 않도록 최대한 고정해 준다.

>> Circuit Joying 3-4

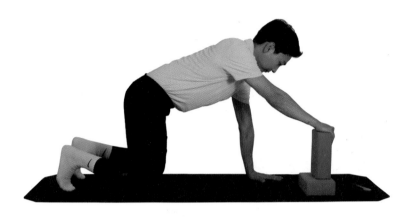

1 네발 자세를 만들어 한쪽 손은 바닥,
한쪽 손은 요가블록을 잡아 준다.

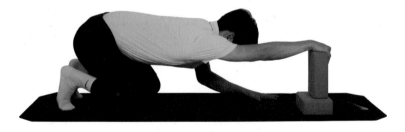

Tip

- 몸의 중심이 앞, 뒤가 아닌 수직 방
  향인 위, 아래로 움직이도록 만들
  어 준다.
- 동작이 수월하면 팔을 조금 더 위
  쪽으로 잡은 상태에서 진행한다.

2 천천히 호흡을 내쉬며 상체를 바닥
으로 눌러 준다. 이때 코어의 힘을
최대한 준 상태로 허리가 꺾이지 않
도록 신경 쓴다.

Circuit Joying 3-5

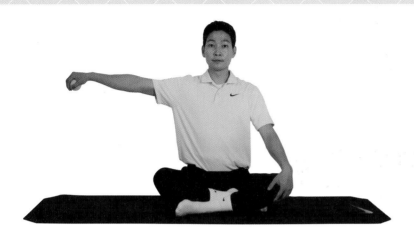

1 편안한 자세로 앉아 허리를 곧게 펴고,
마사지볼을 잡은 상태로 한쪽 손은 옆으
로 뻗고 반대쪽 손은 무릎을 잡아 준다.

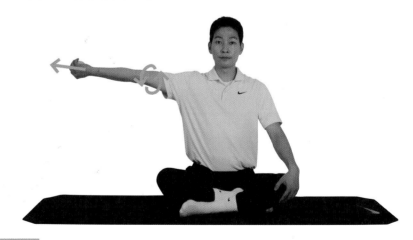

Tip

· 팔을 회전할 때 어깨가 올라
가지 않도록 등에 힘을 준 상
태를 유지한다.

2 호흡을 내쉬며 천천히 꽈배기를 만든
다는 생각으로 팔을 앞, 뒤로 회전해
준다.

>> Circuit Joying 3-6

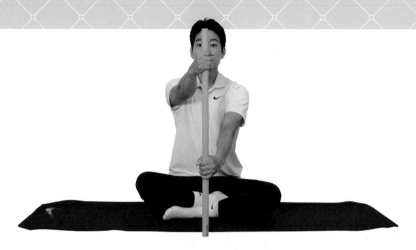

1 편안하게 앉은 상태로 몸통 가운데 스틱을
잡아 준다. 호흡을 내쉬며 천천히 위쪽 손을
반대쪽 무릎 앞쪽으로 천천히 밀어 준다.

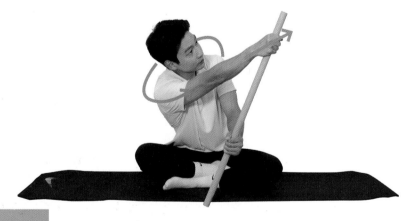

Tip

- 버티는 것이 힘들다면 회전을
조금 줄여서 진행한다.
- 위쪽에 밀어 주는 손은 최대한
미는 힘을 만들어 준다.

2 골반은 정면을 유지하고 상체만 회전
하는 느낌을 최대한 만들어 준다.

Circuit Joying 4

말린 어깨를 펴고 불균형을 교정하는
어깨관절 6개 동작

Circuit Joying 4는 어깨관절의 전체적인 움직임을 능동적인 힘으로 증가시키는 동시에 말린 어깨를 펴는 데 중점을 둔 훈련이다. 어깨 주변 근육들을 강화하고 관절의 가동 범위를 넓히는 다양한 동작들이 포함되며, 특히 말린 어깨로 인한 불균형을 교정하는 데 효과적이다.

Circuit Joying 4-1

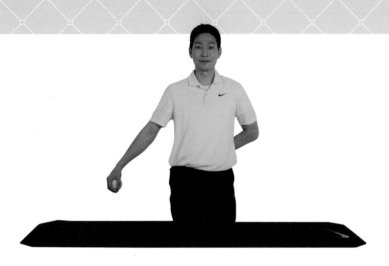

1 무릎을 꿇고 앉아 한쪽 손에는
마사지볼, 한쪽 손은 허리를 받
쳐 준다.

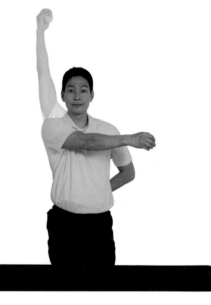

2 몸통이 돌아가지 않도록 유지하며
마사지볼을 잡은 손을 천천히 돌려
준다.

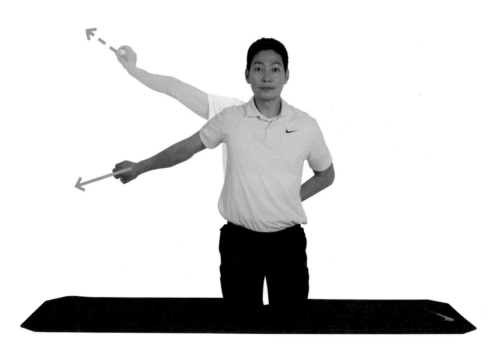

3 편안하게 호흡을 진행하며 몸에서 마사지볼이 멀어지도록 힘을 쓰면서 돌려준다.

Tip

• 동작을 따라 하는 것에 의미를 두지 말고 최대한 밀어 주는 힘을 쓰면서 돌려준다.

Circuit Joying 4-2

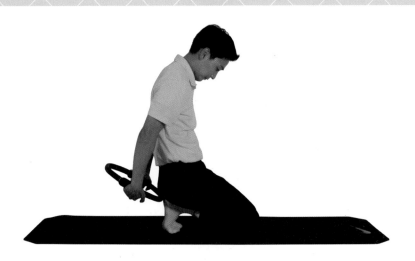

1 무릎을 꿇고 앉아 몸 뒤쪽에서 링을
잡은 상태로 시작한다.

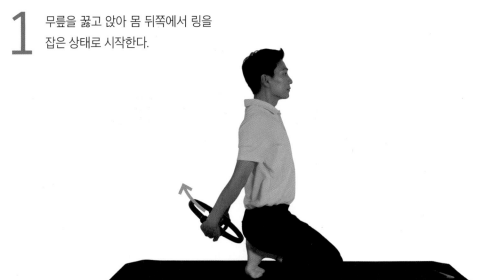

2 호흡을 내쉬며 최대한 링을 들어 올
릴 수 있는 구간까지 올려 준다.

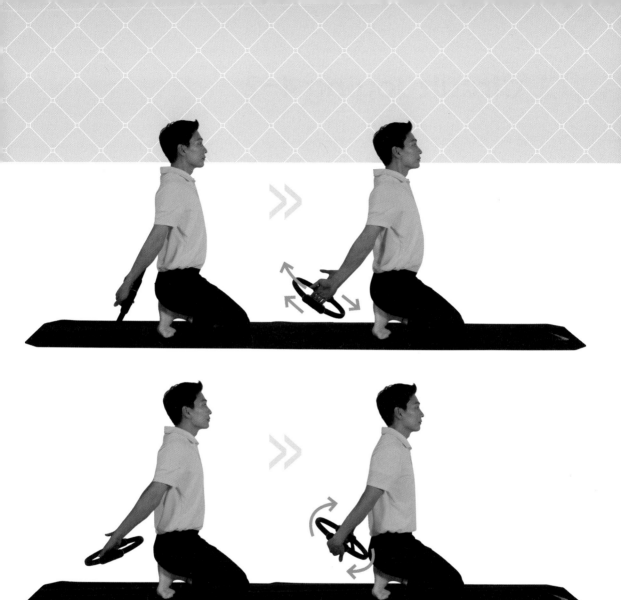

3 링을 안쪽으로 한번 돌려주며 최대
범위까지 한 번 더 끌어 올려 준다.

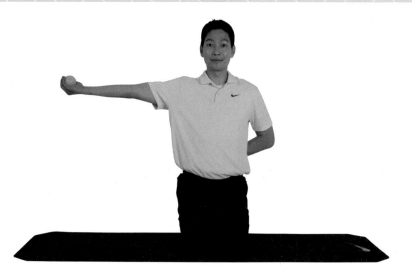

1 무릎을 꿇고 앉아 한쪽 손에는 마사지볼, 한쪽 손은 허리를 받쳐 준다.

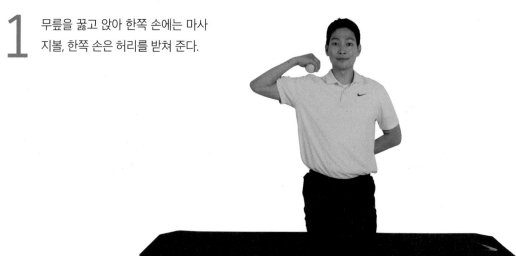

2 마사지볼을 잡은 손이 어깨와 터치할 수 있도록 천천히 접어 준다.

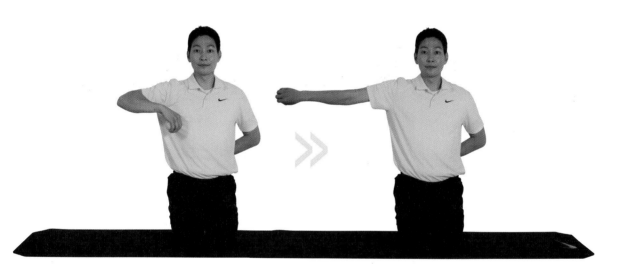

3 팔꿈치의 위치가 아래로 떨어지지
않게 유지하며 꽈배기처럼 회전하여
손을 뻗어 준다.

Tip

- 어깨가 올라가는 것을 최대한 막아 주며 진행한다.
- 빠르게 동작하기보다는 천천히 관절의 움직임을 체크하며 진행한다.

Circuit Joying 4-4

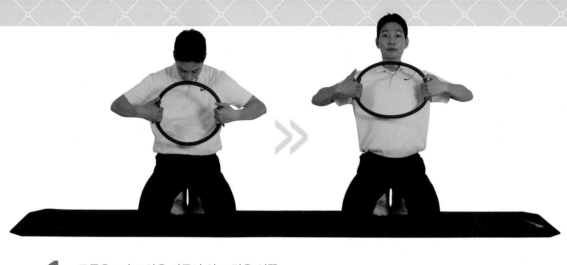

1 무릎을 V자 모양을 만들어 앉고 링을 옆쪽
으로 잡아당기며 얼굴 앞까지 가지고 온다.

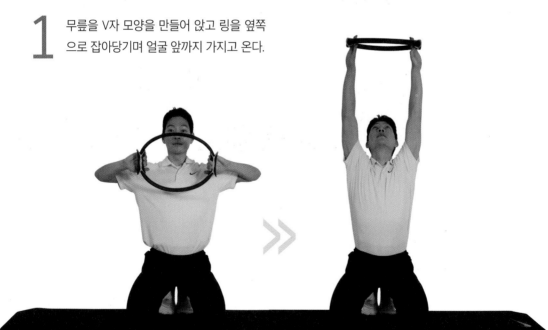

2 호흡을 내쉬며 링을 바깥쪽으로 회전시키
면서 위로 보내 준다.

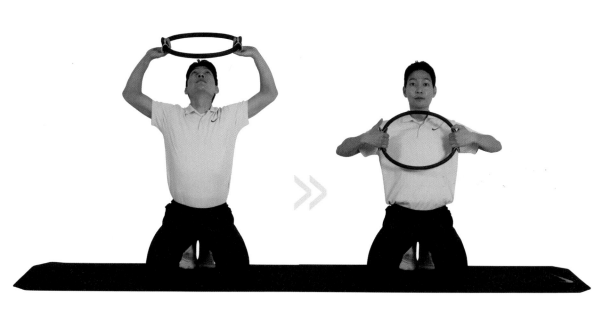

3 다시 링을 안쪽으로 회전시켜 시작 자세로
돌아온 후 몸의 힘을 풀어 준다.

Tip

- 링을 양쪽 옆으로 당기는 힘은 절대 풀리지 않도록 신경 쓴다.
- 정수리 위쪽에서는 팔을 더 넘기려는 힘도 추가해서 어깨의 가동 범위를 최대한 만들어 준다.

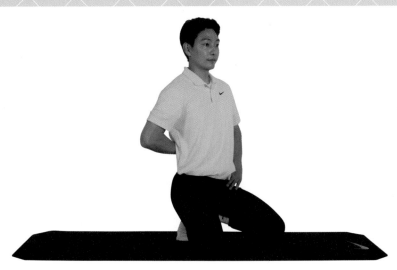

1 마사지볼을 잡은 손을 허리 뒤에 가져다 댄다.

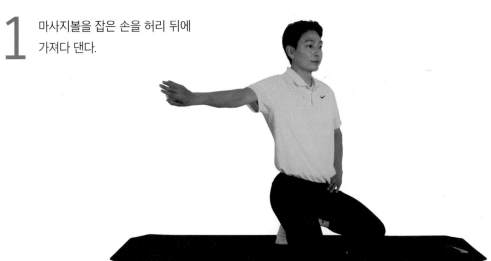

2 마사지볼을 잡은 팔을 들어 천천히 어깨와 수평이 될 때까지 옆으로 뻗어 올려 준다.

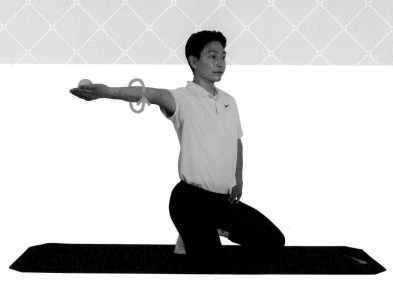

3 팔이 펴진 상태에서 바깥쪽으로
조금 더 돌려 어깨의 힘을 만들
어 준다.

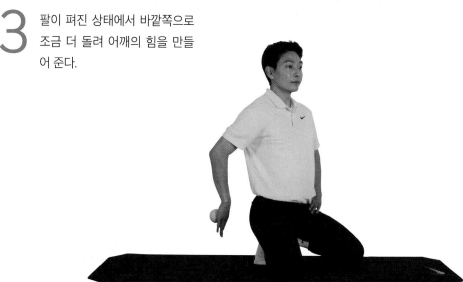

4 천천히 호흡을 편하게 하며 시작
자세로 돌아온다.

Circuit Joying 4-6

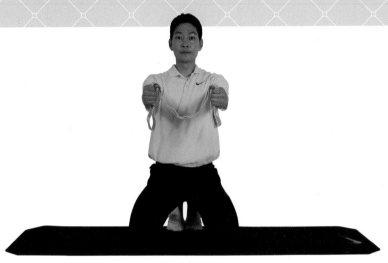

1 밴드를 잡고 앞으로 뻗은 팔을
천천히 위로 들어 준다.

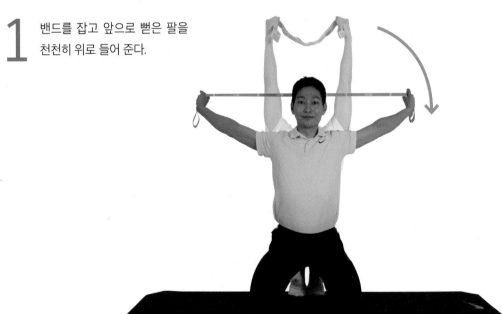

2 호흡을 내쉬며 밴드를 바깥쪽으로 벌리면서
뒤로 넘겨 엉덩이 쪽으로 가지고 온다.

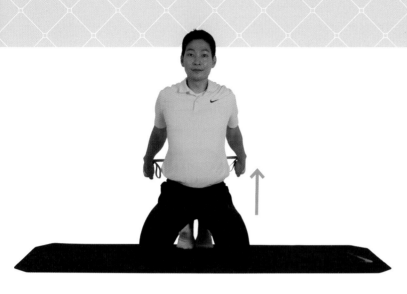

3 밴드를 당기지 말고 천천히 엉덩
이와 멀어지게 들어 올린다.

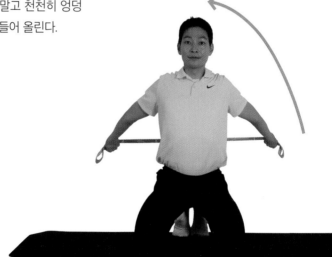

Tip

• 밴드를 넘길 때는 양쪽으로 밴드
를 밀어 주는 힘을 키워 준다.
• 허리가 과도하게 꺾이지 않도록
코어 힘을 준 상태로 한다.

4 다시 바깥쪽으로 벌리며 시작
자세로 돌아온다.

Circuit Joying 5

척추의 부드러운 움직임을 증가시키는
척추관절 6개 동작

척추는 굽힘, 폄, 가쪽굽힘, 돌림의 움직임을 가진 중요한 뼈대다. 몸의 중심 역할을 하며, 신경을 압박하기 쉬운 디스크 조직을 포함하고 있어 유연성이 부족할 경우 다양한 통증을 유발할 수 있다.

Circuit Joying 5는 척추의 전체적인 움직임 증가를 목표로 하는 가동성 훈련이다. 이 훈련은 척추의 굽힘, 폄, 돌림, 가쪽굽힘 모든 가동성을 증가시키지만, 특히 굽힘과 폄에 더 집중한다. 현대인은 평소에 앉거나 서서 일할 때 척추를 굽히거나 펴는 동작을 할 기회가 많지 않아, 이 훈련을 따라 하다 보면 등이 매우 뻐근할 수 있다. 따라서 너무 아프지 않은 선에서 천천히 집중하며 따라 하는 것을 권장한다.

Circuit Joying 5-1

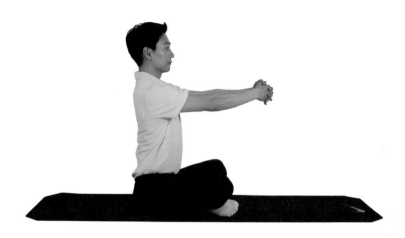

1 깍지를 낀 상태로 손을 앞으로
  뻗어 준다.

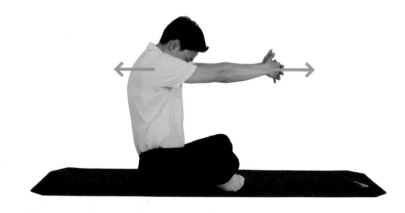

2 호흡은 내쉬고 시선은 명치를 바라
  보며 천천히 등을 둥글게 말고 손
  을 앞으로 밀어 준다.

Tip

- 복부에 힘을 주고 허리는 중립을
  계속 유지한다.
- 몸이 앞, 뒤로 움직이지 않도록
  기준점을 잘 잡아 유지한다.

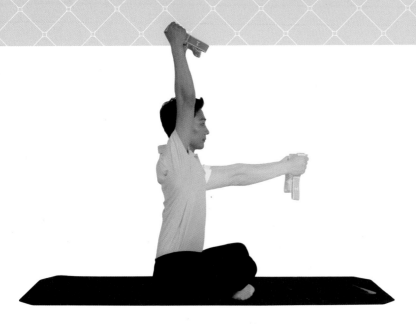

1 앉은 상태에서 밴드를 잡고 앞으로 뻗은 팔을 천천히 위로 들어 준다.

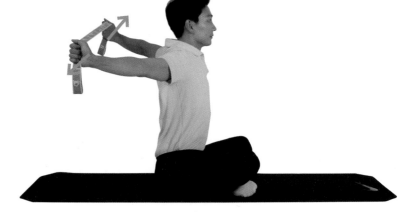

2 호흡을 내쉬며 밴드를 바깥쪽으로 벌리면서 뒤로 넘겨 엉덩이 쪽으로 가지고 온다.

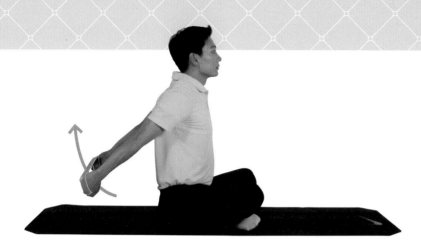

3 밴드를 당기지 말고 천천히 엉덩
이와 멀어지도록 들어 올린다.

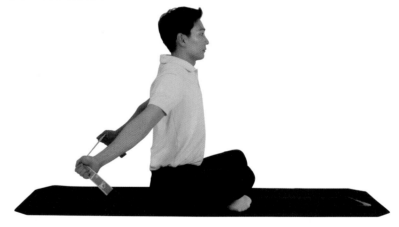

4 다시 바깥쪽으로 벌리며 시작
자세로 돌아온다.

Tip

- 밴드를 넘길 때는 양쪽으로 밴드를 밀어 주는 힘을 키워 준다.
- 허리가 과도하게 꺾이지 않도록 코어 힘을 준 상태로 한다.

Circuit Joying 5-3

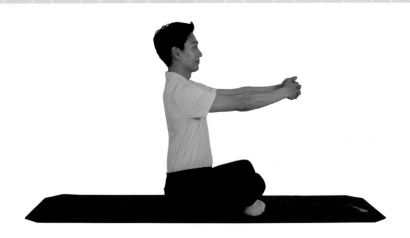

1 편하게 앉은 상태에서 깍지를 낀
  손을 앞으로 뻗어 준다.

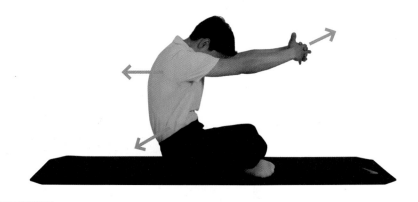

2 호흡을 내쉬며 깍지 낀 손을 천천히
  앞으로 밀어 준다.

Circuit Joying 5-4

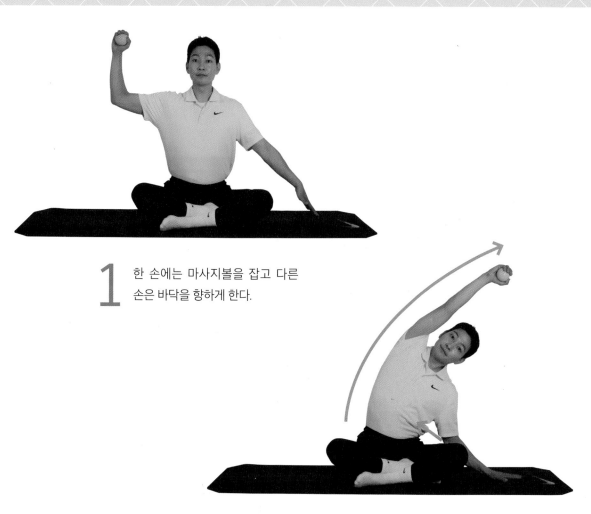

1 한 손에는 마사지볼을 잡고 다른 손은 바닥을 향하게 한다.

2 호흡을 내쉬며 옆으로 상체를 숙이고 마사지볼을 잡은 손을 멀리 뻗어 준다. 이때 바닥을 누르는 손은 몸이 밀리지 않도록 버텨 준다.

Tip

- 팔꿈치는 절대로 구부러지지 않도록 계속 밀어 준다.
- 척추의 중립을 계속해서 유지한다.

Circuit Joying 5-5

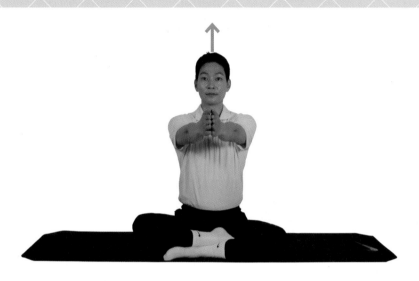

1 손바닥끼리 마주 보게 붙이고 팔은
앞으로 뻗어 준다.

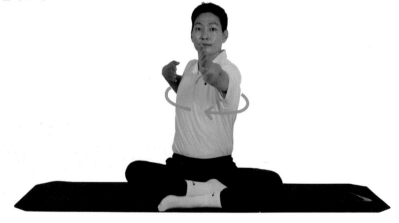

2 호흡을 내쉬며 한쪽 손바닥을 뒤로 보내
며 천천히 상체를 회전시켜 준다.

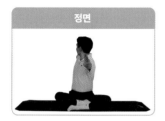
정면

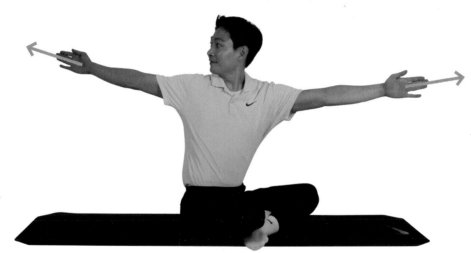

3 시선을 뒤로 보내며 뒤로 팔을 뻗어 준다.

Tip

- 양손은 서로 멀어지는 힘을 만들어 준다.
- 골반은 정면을 계속 바라보도록 유지한다.

Circuit Joying 5-6

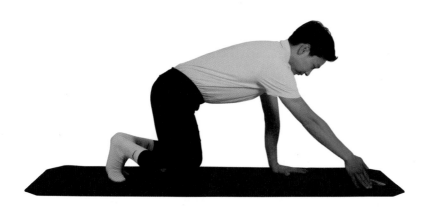

1 네발 자세에서 한쪽 손은 바닥을
짚고, 다른 쪽 손은 몸과 멀어지게
앞쪽 바닥을 짚어 준다.

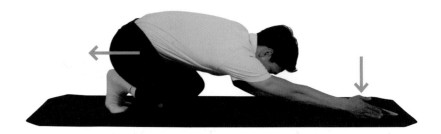

Tip

- 바닥으로 계속 눌러 주는 힘을
  유지한다.
- 중심이 이동할 때 손은 움직이
  지 않도록 최대한 바닥을 눌러
  준다.

2 호흡을 내쉬며 엉덩이를 천천히 뒤
로 보내고 가슴을 바닥으로 지그시
눌러 준다.

Circuit Joying 6

굽은 등을 펴고 통증을 줄이는
척추관절 6개 동작

Circuit Joying 6은 척추의 좌우돌림에 더욱 집중된 가동성 프로그램이다. 많은 사람이 모르지만, 굽은 등의 교정 비법 중 하나는 바로 척추의 돌림이다. 척추의 돌림 범위가 제한되면 굽힘이나 폄의 범위도 제한되기 마련이며, 디스크 주변 조직의 회전 저항력이 약해져서 강한 회전력이 발생할 때 디스크 손상의 위험도가 높아진다. 이러한 위험을 줄이고 척추의 다른 움직임도 원활하게 할 수 있도록 하나하나 집중해서 따라 해 보자.

Circuit Joying 6-1

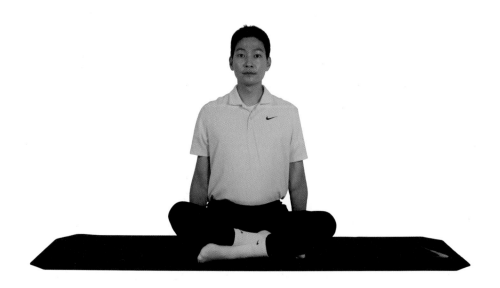

1 양손을 엉덩이 아래에 넣고 앉아 준다.

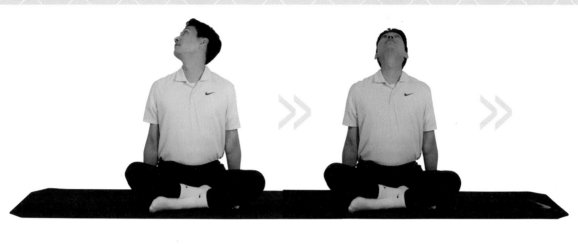

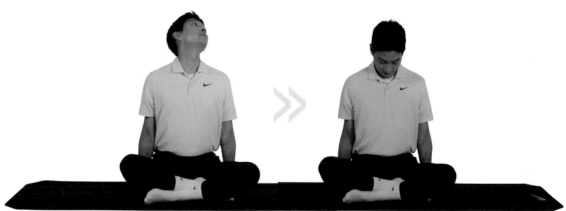

2 시선은 한쪽 어깨를 쳐다보며 고개를 돌려
천천히 원을 그려 준다.

Tip

- 회전을 할 때는 좌, 우, 앞, 뒤로 모든 구간을 지나가게 천천히 돌려준다.
- 통증이 없는 범위에서만 실시한다.

Circuit Joying 6-2

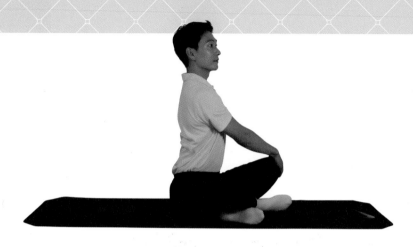

1 양반 자세로 앉아 한쪽 손으로 반대쪽
무릎을 잡아 준다.

정면
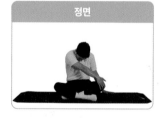

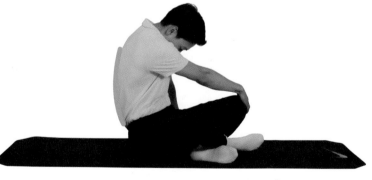

2 호흡을 내쉬며 등을 둥글게
만들어 준다.

Tip

- 등이 둥글게 말리는 동시에 무릎을 잡은
  손에 힘을 주어 더 꽉 잡아 준다.
- 등과 무릎을 잡은 손의 힘이 서로 줄다리
  기하는 느낌을 만드는 것이 포인트다.

Circuit Joying 6-3

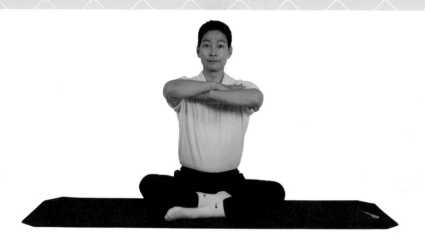

1 양손은 팔짱을 껴서 어깨를 잡아
준다.

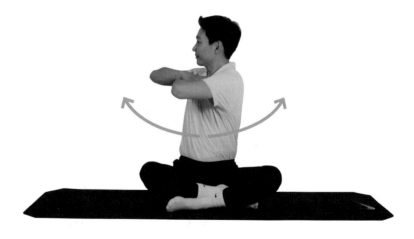

2 호흡을 내쉬며 좌, 우로 천천히 상체
의 회전이 가능한 구간까지 회전해
준다.

Circuit Joying 6-4

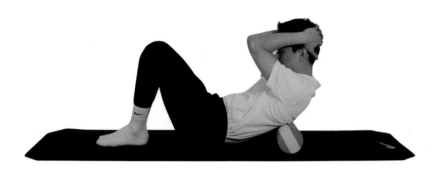

1 폼롤러를 가슴 뒤쪽 등에 대고
손은 머리를 감싸 준다.

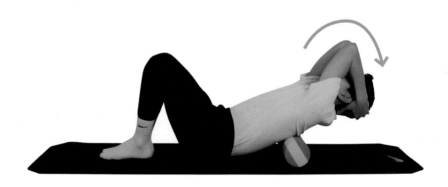

2 팔꿈치가 하체와 멀어지는 느낌
을 만들며 반원을 그려 준다.

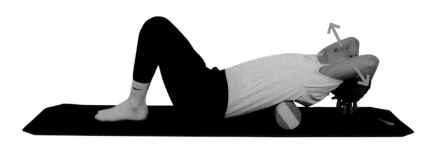

3 호흡을 내쉬며 천천히 날개뼈를
모아 주며 팔꿈치를 벌려 준다.

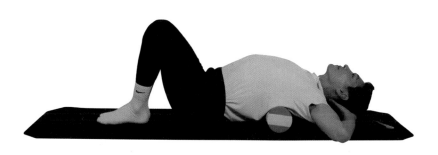

4 팔꿈치가 바닥에 닿을 만큼 완
전히 가슴을 펴 준다.

Tip

• 날개뼈의 모아짐과 벌어짐을 기억하며 천천히 동작을 진행한다.

Circuit Joying 6-5

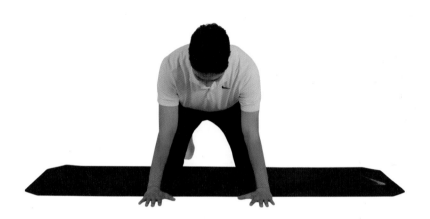

1 네발 자세에서 시작한다.

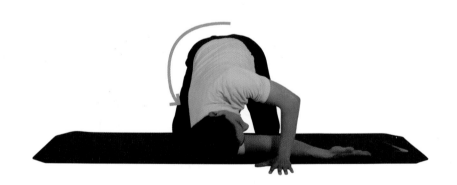

2 호흡을 내쉬며 한쪽 손을 겨드랑
이 안쪽으로 천천히 넣어 회전을
만들어 준다.

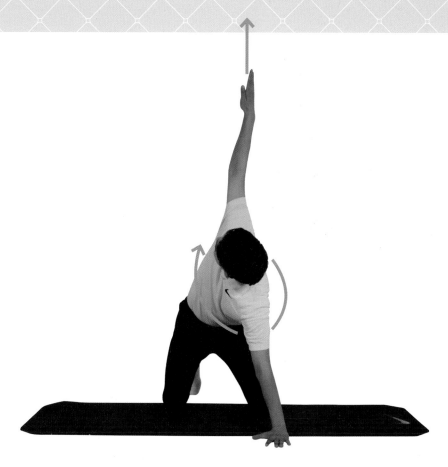

3 바닥을 누르는 손은 계속 바닥을
누르고 겨드랑이 안쪽으로 넣었던
손을 다시 하늘 위로 뻗어 준다.

Tip

- 마지막 동작을 수행할 때는 바닥을 밀고 있는 손과 위로 올라간 손이 줄다리기하는 느낌으로 만들어
  준다.
- 날개뼈의 모아짐과 벌어짐을 잘 체크하며 천천히 동작을 진행한다.

Circuit Joying 6-6

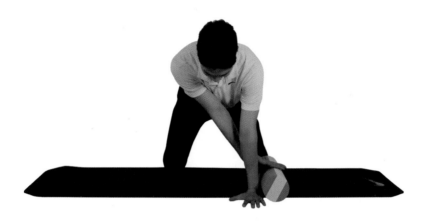

1 네발 자세에서 한쪽 손은 바닥을 누르고 다른 쪽 손의 손등을 폼 롤러 위에 올려 준다.

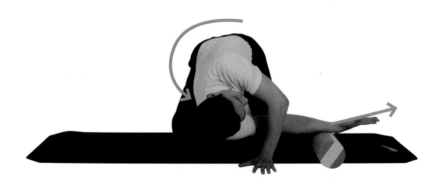

Tip
- 상체의 회전만 나오도록 코어에 힘을 계속 준 상태를 유지한다.
- 몸통이 밀리지 않도록 바닥을 누른 손에 힘을 줘서 버텨 준다.

2 호흡을 내쉬며 바닥을 짚은 손은 바닥을 누르며 다른 쪽 손등으로 폼롤러를 지그시 밀어 준다.